사마귀

생기한의원 피부과학연구소 지음

사마귀

2015년 7월 1일 초판 1쇄 인쇄
2015년 7월 5일 초판 1쇄 발행

지은이	생기한의원 피부과학연구소
펴낸이	김훈태
펴낸곳	이상미디어
등록번호	209-06-98501
등록일자	2008.09.30
주소	서울시 성북구 정릉동 667-1
대표전화	02-913-8888
팩스	02-913-7711
E-mail	leesangbooks@gmail.com
ISBN	978-89-94478-98-2 13510

이 책의 저작권은 저자에게 있으며, 무단 전재나 복제는 법으로 금지되어 있습니다.

물사마귀, 편평사마귀, 심상성사마귀, 곤지름
사마귀
생기한의원 피부과학연구소 지음

이상

사마귀 '잡는' 한의학 치료

아토피 피부염, 건선, 습진, 사마귀 등 난치성 피부질환을 전문적으로 진료한 지 벌써 10년이 훌쩍 넘었습니다. 피부질환에 대한 양방 병원의 접근법과 치료법에 한계를 느끼는 환자들이 '혹시나' 하는 심정으로 한의원을 찾아오는 경우가 많습니다. 하지만 아직도 피부질환을 한방으로 치료한다는 것에 대한 일반인들의 인식은 두려움과 미심쩍음의 상태에 머물러 있는 듯하여 안타까울 때가 많습니다.

특히 몇 년 넘게 사마귀로 고생하다가 저희 생기한의원을 찾아오는 환자들을 볼 때마다 깊은 탄식이 절로 흘러나오곤 합니다. 손발톱 주변에 생기는 심상성 사마귀의 경우에는 악화되다 못해 손발톱의 변형까지 초래한 상태에서 찾아오곤 합니다. 그럴 때마다 사마귀의 한의학적인 치료가 효과적임을 더 널리 알리고 싶다는 간절한 바람이 있습니다.

여느 피부질환이 그렇듯이 사마귀의 원인은 피부 그 자체에 있지 않습니다. 사마귀는 바이러스 감염에 의한 피부질환입니다. 우리 인류가 아직까지 바이러스를 정복하지 못한 것처럼 사마귀 바이러스도 아직까지 의학적으로 치료가 가능한 백신이 개발되어 있지 않습니다. 그런데 양방 병원에서는 사마귀 치료를 어떻게 하고 있습니까? 액화 질소를 이용한 냉동 수술, 레이저 시술로 사마귀 부위를 제거하는 데 급급하지요. 냉동 치료나 레이저 치료는 분명 일시적으로 사마귀를 제거하는 것처럼 보입니다. 하지만 시간이 지나면 사마귀는 다시 재발하는 경우가 많습니다. 그리고 고통스러운 치료과정이 다시 반복됩니다.

단언컨대 사마귀에 대한 한의학적인 접근법과 치료법은 분명 빠르고 명확한 치료 효과를 거두고 있습니다. 한의학에서는 뜸과 침, 한약 등을 통해 사마귀가 생긴 원인을 제거하는 데 그 목적을 둡니다. 즉 면역력 증강과 전반적인 건강 밸런스를 잡는 데 집중하는 것이지요.

한의학적인 치료는 뜸과 침, 한약을 벗어나지 않습니다. 일침이구삼약(一鍼二灸三藥)이라고 해서 사마귀 치료 역시 침과 뜸, 한약을 이용합니다. 오늘날 과학기술의 발달로 다양한 약침 시술이 이루어지는데 이도 결국은 한약과 침 치료의 변형이라고 할 수 있습니다.

한의학적인 치료라고 해서 사마귀의 바이러스를 억제하는 백신이 있는 것은 아닙니다. 다만 내 몸속의 면역력을 침과 뜸, 한약을 이용해서 극대화시켜 사마귀 바이러스를 이차적으로 이겨낼 수 있게끔 도와주는 것이지요. 내 몸속에는 사마귀 바이러스를 이겨낼 수 있는 면역력이 이미 존재하고 있습니다. 한의학적인 치료는 다양한 요인으로 저하된 면역력을 개선하는 것입니다. 그래서 한의사들이 좋아하는 표현이 바로 체질 개선과 면역력 증강이지요.

이는 보약의 전통적인 의미와 일맥상통합니다. 보약은 단순히 건강의 보조적인 역할을 하는 개념이 아니라 질환을 이겨낼 수 있는 근원적인 힘, 즉 면역력의 강화에 있으니까요.

사마귀가 자라난 피부는 흉측하고 괴기스럽기까지 합니다. 하지만 사마귀마저 우리 몸의 일부입니다. 어떤 이유에서건 우리 몸의 세포가 변형을 일으킨 것이지요. 하지만 그것을 억지로 제거하려고 할수록 끈질기게 다시 살아납니다. 이제는 무작정 사마귀를 제거하려 하지 말고 우리 몸의 건강한 기운(생기)이 바이러스를 스스로 이겨낼 수 있도록 도와줘야 합니다. 사마귀에 효과적인 한의학적인 치료법이 널리 알려져 사마귀로 고생하시는 많은 분들에게 도움이 되기를 간절히 소망합니다.

— 생기한의원 네트워크 원장 일동

차례

1장 사마귀, 넌 누구냐

사마귀는 왜 생길까? — 12
사마귀 환자가 점점 늘어나고 있다 — 15
사마귀가 잘 낫지 않는 이유 — 19
한의학으로 사마귀를 치료할 수 있다 — 22
사마귀의 종류와 특징 — 27

2장 어떻게 사마귀를 치료할 것인가

증상을 통한 사마귀 자가 진단 — 36
스스로 면역 균형을 되찾게 하라 — 40
한약 치료 — 44
약침 치료 — 47
침 치료 — 51
뜸 치료 — 54
외용 치료 — 56
부위별로 다른 사마귀 치료과정 — 59
물사마귀 치료 — 64
수장족저사마귀 치료 — 67
편평사마귀 치료 — 70
심상성사마귀 치료 — 73
곤지름 치료 — 77

3장 누구나 사마귀를 완치할 수 있다

사마귀에 대해 궁금한 Q&A ——————————— 82
재발률 0%에 도전하는 생활 관리 ——————— 93

4장 환자의 잃어버린 웃음을 되찾아주다

사마귀로 사라졌던 발톱을 되찾다 ——————— 102
자꾸 재발하는 사마귀, 냉동 치료는 답이 아니다 ——— 106
사마귀가 사라지자 자신감을 되찾은 아이 ————— 111
발바닥 사마귀의 고통을 끝내다 ———————— 116
사마귀를 치료하면 전반적인 건강도 개선된다 ———— 120
전반적인 생활습관을 먼저 돌아보세요 —————— 123
사마귀 하나 없애주고 받은 감사의 선물 —————— 127
작은 사마귀, 대수롭게 여기면 안 돼요 —————— 131
저도 예쁜 손톱과 손을 갖고 싶어요 ——————— 135
발레리나를 꿈꾸는 소녀에게 희망을 주다 ————— 138
사마귀 치료로 잃어버린 자신감을 되찾다 ————— 142
아이의 닫힌 마음의 문을 열다 ————————— 145
요리사의 건강한 손을 되찾아주다 ———————— 149

부록

발표 논문 ——————————————————— 154

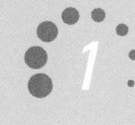

1
사마귀,
넌 누구냐

사마귀는 왜 생길까?

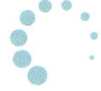

피부 또는 점막이 사람유두종 바이러스(human papilloma virus, HPV)에 감염되면 표피세포의 과다한 증식이 일어나게 됩니다. 이때 작은 혹처럼 돌출되거나 표면이 오돌토돌하게 도드라진 것을 사마귀라고 하지요. 사마귀는 바이러스에 의해 변형된 각질형성세포들로서 대체로 딱딱하고 거칠게 튀어나오며 보통 직경 1센티미터 미만의 크기로 신체 어느 부위의 피부에서나 발생할 수 있지만 주로 외부에 노출이 잦은 손, 발, 다리, 얼굴 등에서 나타납니다. 간혹 성 접촉 및 여러 경로를 통해 성기에도 생길 수 있습니다. 사마귀는 바이러스성 피부질환이므로 손으로 만지면 다른 부위로 퍼져 나갈 수도 있습니다.

그렇다면 사마귀의 원인이 되는 사람유두종 바이러스는 무엇일까요? 사람유두종 바이러스는 일반적으로 자궁경부암의 중요한 원인으로 알려져 있습니다. 현재까지 알려진 사람유두종 바이러스의 종류는 100가지가 넘는데, 그중 40여 종이 생식 기관에서 발견됩니다. 자궁경부암은 바로 자궁경부 상피 내에서 병적인 변화가 일어난 것이지요. 일반적으로 사마귀는 형태와 딱딱한 정도, 발생 부위에 따라 그 명칭이 세분화되어 있는데, 사마귀마다 원인이 되는 사람유두종 바이러스도 다릅니다.

사마귀가 생기면 사람들은 처음에는 대수롭지 않게 생각합니다. 발생 초기에는 사마귀의 크기가 작고 별다른 통증도 없기 때문입니다. 하지만 모든 질환이 그렇듯이 초기에 대응을 잘못하면 점점 환부의 크기와 질병으로 인한 고통이 커지기 마련입니다.

그러나 사마귀는 여드름이나 뾰루지와는 조금 성격이 다릅니다. 아무래도 바이러스에 의한 감염증이다 보니 인체의 면역력이 떨어졌을 때 주로 나타납니다. 그렇다면 사마귀에 대한 처방 역시 면역력의 회복과 관련지어 생각할 수 있습니다. 하지만 대부분의 사마귀 환자들은 단순하게 사마귀가 난 부위의 문제로만 국한시키지요. 이것이 바로 훗날 찾아오는 엄청난 불행의 시작입니다.

사마귀가 처음 생겼을 때 사람들의 반응은 이렇습니다. '이게 뭐지? 시간이 지나면 없어지겠지'입니다. 무심코 방치하다가 조금씩 사마귀의 크기가 넓어지거나 개수가 늘어나면 조금씩 불안해지기 시작합니다. 그러면서 손톱으로 쥐어뜯거나 손톱깎기로 자르거나 이빨로 물어뜯어 없애려 합니다. 하지만 사마귀는 바이러스 감염에 의한 질환이므로 이런 무분별한 대응은 사마귀를 더욱 키웁니다.

이쯤 되면 아이들은 부모에게 사마귀의 존재를 알리게 되고 어른들의 경우는 인터넷 검색을 하거나 약국을 찾곤 합니다. 이제 사마귀와의 기나긴 동거와 싸움이 본격적으로 시작되는 것이지요. 자신의 피부이지만 자신에게서 떼어내고 싶은 얄미운 존재, 쳐다보기도 무섭고 다른 사람들에게 보여줄 수도 없는 흉측한 애물단지가 되어버립니다.

사마귀 환자가
점점 늘어나고 있다

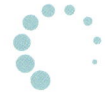

 2015년 건강보험공단이 발표한 자료에 따르면, 사람유두종 바이러스 감염에 의한 사마귀 때문에 건강보험으로 진료를 받은 환자들의 숫자가 2009년 23만 명에서 2013년에는 36만 명으로 늘었습니다. 연평균 12% 정도 증가한 셈입니다. 사마귀 질환의 진료비 역시 2006년에 80억 원에서 2010년에는 223억으로 3배 가까이 늘었으며, 연평균 29.2%씩 증가했습니다.

 사마귀의 경우 손등이나 얼굴, 목 같은 곳에 생기면 업무나 일상생활에 지장이 없는 것으로 간주되기 때문에 제거 치료가 비급여대상이 됩니다. 하지만 발바닥, 발가락을 포함한 발 등에 생겨 서 있거나 걷는 데 통증이나 불편을 느끼면 건강보험의 적용

대상이 됩니다.

 2013년 사마귀 진료환자의 성별을 살펴보면, 인구 10만 명당 남성이 768명, 여성이 683명으로 남성이 약간 많았습니다. 연령별로는 면역력이 제대로 형성되지 않은 소아와 사춘기 전후의 청소년들에게서 빈번하게 나타났습니다. 전체 사마귀 환자 중에서 10대가 인구 10만 명당 1963명으로 가장 높게 나타났습니다. 이어서 9세 이하 어린이들이 1429명, 20대 젊은층이 956명 순이었습니다.

 사마귀 진료는 손가락이나 발 등 업무나 일상생활에 지장이

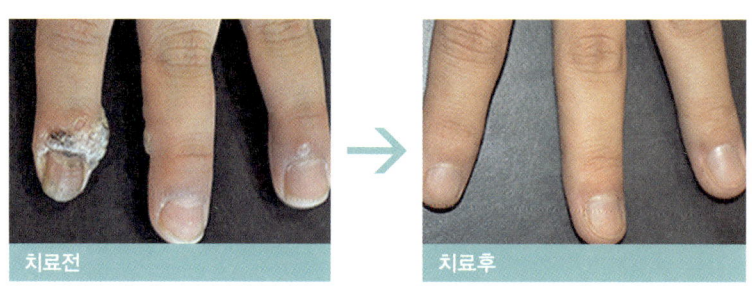

있는 부위는 건강보험이 적용됩니다. 발바닥에 생긴 사마귀의 경우 걸을 때마다 체중이 실리게 되고 티눈처럼 피부 속을 파고들수 있기 때문에 많은 사람들이 고통을 호소합니다(사마귀와 티눈을 제대로 구분해야 합니다). 하지만 일상생활에 큰 불편이나 통증을

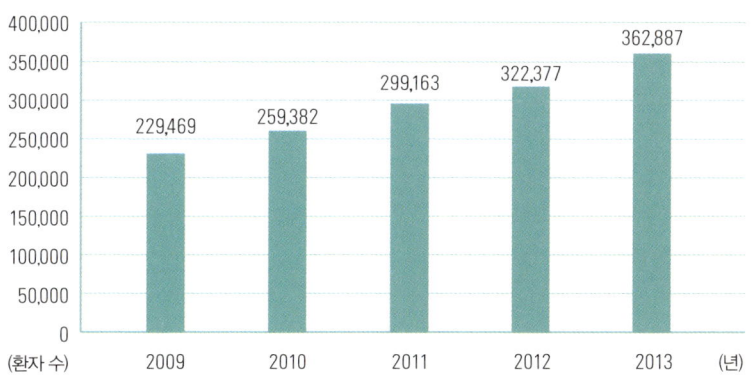

사마귀 진료환자 발생 추이　*건강보험공단

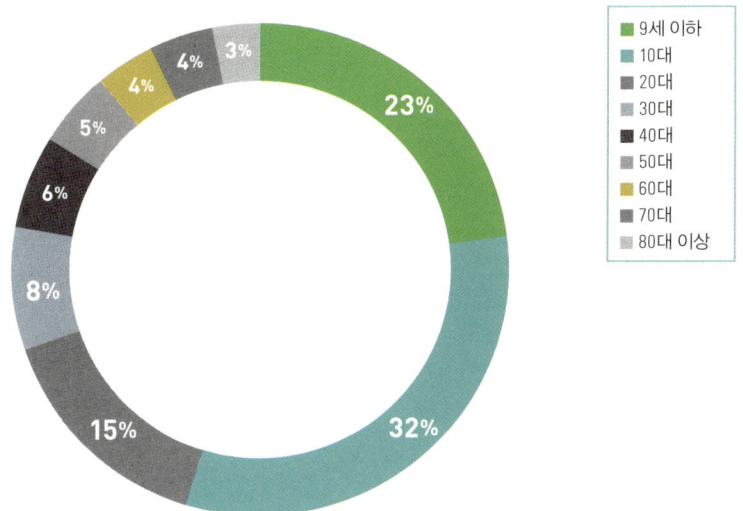

연령별 사마귀 진료 분포(10만명당, 2013년)

1장. 사마귀, 넌 누구냐　017

주지 않는다고 판단되는 부위의 사마귀에 대해서는 건강보험 적용이 되지 않는다는 점을 감안하면, 실제로 사마귀의 환자의 숫자와 치료비 지출은 건강보험공단에서 발표한 수치보다 훨씬 더 많을 것입니다.

특히 사마귀 환자들은 4월부터 8월까지 꾸준히 증가한 뒤 9월 이후 급격히 감소하는 것으로 나타났습니다. 또 가을과 겨울에는 사마귀 환자 수의 두드러진 변화가 없습니다. 물론 사마귀 발생과 계절의 상관관계를 단정 짓기는 어렵지만 외부 활동을 많이 하거나 신체 접촉이 잦을 경우 사마귀에 걸릴 가능성이 높아지는 것을 의미합니다. 사마귀는 접촉에 의해 전염된다는 점을 명심해야 합니다.

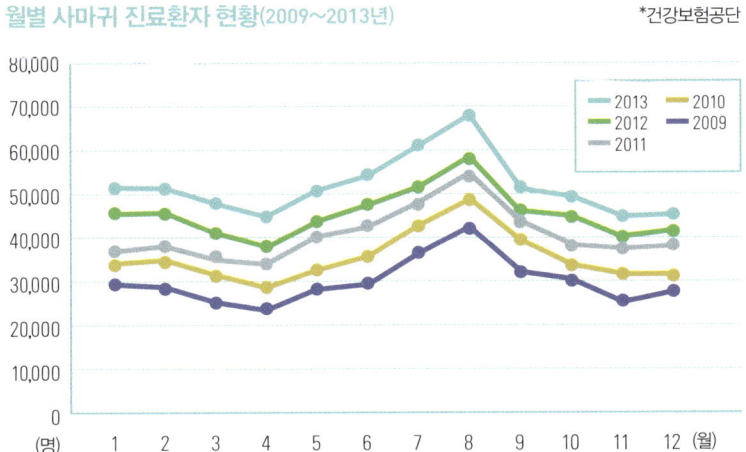

월별 사마귀 진료환자 현황(2009~2013년) *건강보험공단

사마귀가
잘 낫지 않는 이유

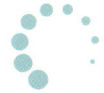

사마귀를 치료하는 병원은 어디일까요? 그렇습니다. 당연히 피부과이지요. 피부과에서는 사마귀를 치료하는 방법은 여러 가지가 있습니다.

그럼 피부과 병원에서는 사마귀를 어떻게 치료하는지 대표적인 방법을 몇 가지 살펴보겠습니다. 사마귀 치료는 사마귀의 크기와 숫자, 발생 부위, 환자의 연령과 건강 상태에 따라 달라집니다. 가장 먼저 사용되는 치료법은 국소각질 용해제와 같은 약물을 이용하는 방법, 수술로 사마귀를 직접 없애는 외과적 제거 방법, 액화질소를 이용한 냉동 치료법, 레이저 치료법 등이 있습니다.

그 중에서도 가장 흔하게 이용되는 사마귀 제거법은 액화질소를 이용해 피부를 일시적으로 얼려서 사마귀를 제거하는 냉동 치료입니다. 우선 냉동 스프레이 또는 면봉으로 사마귀와 주위 조직이 하얗게 될 때까지 액화 질소를 분사하고 해동될 때까지 천천히 방치하는 과정을 수차례 되풀이하는 것입니다. 무슨 말인지 잘 이해가 안 되지요? 액화 질소는 무미·무취·무독하며, 화학적으로 비활성이므로 취급하기 쉬운 성질을 갖고 있습니다. 액체 상태의 질소는 증발할 때 높은 숨은열을 필요로 하므로 사마귀 부위에 뿌리면 사마귀와 그 주변을 급속도로 냉동시키게 됩니다. 냉동과 해동을 반복하는 과정을 통해 사마귀 조직을 파괴하는 것이지요. 처음 치료할 때 3~5차례 반복하고, 다음 번 치료는 1~3주 후에 실시하며 총 치료횟수는 환자마다 다릅니다. 잘 낫지 않는 사마귀의 경우 20회 이상 치료하기도 합니다.

    냉동 치료는 매우 심한 통증을 수반하고 일시적으로 홍반, 물집, 색소 소실 등과 같은 일시적인 부작용이 나타날 수 있습니다. 레이저 치료법도 흔히 사용되는 사마귀 치료법이지만 흉터를 남길 수 있고 재발률 또한 높다는 점에 그리 바람직하지는 않습니다. 무엇보다 냉동 치료든 레이저 치료든 극심한 통증을 수반한다는 것과 재발률이 높다는 점에서 사마귀 환자들의 고통은 더욱 커집니다.

    지금까지 살펴본 피부과 병원의 사마귀 치료법을 보며 어떤 느낌을 받으셨습니까? 무척 고통스럽고 힘들게 느껴질 것입니다. 서양의학에서 사마귀를 치료하는 관점은 매우 단순합니다. 사마귀는 바이러스의 감염에 의해 변형된 피부조직이므로 칼로 도려내거나 레이저로 태우거나 급속 냉동시켜 없애는 것입니다. 당연히 엄청난 고통이 수반됩니다. 일시적으로는 사마귀가 사라질 것입니다. 하지만 재발률이 매우 높다는 점에서 고통에 비해 소득은 없는 편입니다.

한의학으로 사마귀를
치료할 수 있다

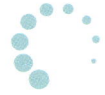

실제로 저희 한의원에 찾아오는 많은 사마귀 환자들이 가장 자주 묻는 질문은 두 가지입니다. 첫째, 치료하는 데 많이 아프지 않나요? 둘째, 재발없이 완치가 가능한가요? 우선 한의학적 치료법 역시 약간의 통증을 수반하지만 냉동 치료나 레이저 치료에 비하면 훨씬 수월한 상태에서 치료를 받을 수 있습니다. 그리고 치료기간은 환자의 상태에 따라 다르지만 재발하지 않는 완치가 얼마든지 가능합니다.

저희 한의원을 찾아오시는 사마귀 환자들의 대부분은 한방치료로 사마귀를 과연 완치시킬 수 있는지 의아해 합니다. 하지만 생기한의원의 사마귀 치료는 단순히 사마귀를 제거하는 데 머무

르지 않고 면역력까지 높여 근본적으로 사마귀의 원인인 사람유두종 바이러스의 활동을 억제시킨다는 점입니다.

한의학과 서양의학의 가장 큰 차이점은 바로 질병의 치료를 질병 부위에만 집중하느냐 아니면 몸 전체의 기능회복에 맞추느냐입니다. 서양의학은 우리 몸에 암세포가 생겼다고 진단되면 항암치료와 수술 등을 통해 암세포를 없애는 데 치료의 주안점을 둡니다. 하지만 한의학은 암세포가 왜 생겼는지부터 고찰합니다. 생활습관과 섭생은 어떻게 했는지, 평소 스트레스를 많이 받았는지, 잠은 얼마나 잤는지 등을 살펴봅니다. 그리고 진맥과 문진, 체질감별 등을 통해 상태를 확인하고 몸의 전반적인 건강상태를 회복시키고자 합니다.

그렇다면 건강한 상태로 기능을 회복한다는 것은 무엇을 의미할까요? 우리 몸은 심장과 혈관, 폐, 소화기, 간, 신장, 호르몬, 림프구 등과 같은 복잡한 기관과 기능의 복합적인 작용으로 건강을 유지합니다. 그런데 어떤 이유에서건 이런 기관에 과부하가 걸리거나 기능이 떨어지면 외부로부터 침입한 질병의 원인(바이러스) 인자에 제대로 반응하지 못하게 됩니다. 건강한 상태에서는 우리 몸의 다양한 면역체계가 작동하므로 병원 인자의 침입에 바로 대응합니다. 하지만 면역력이 떨어지면 방어체계가 무너지게 되지요.

바로 사마귀도 우리 몸의 면역체계가 약화되거나 무너진 상태에서 걸리게 되는 것입니다. 우리가 살아가는 공간은 아무리 깨끗이 청결을 유지한다 해도 각종 세균과 바이러스에 노출될 수밖에 없습니다. 우리는 끊임없이 세균과 바이러스에 노출되어 있지만 면역력이 있어 크게 문제가 되지 않는 것이지요. 하지만 성년 이전의 아이들은 면역체계가 어른에 비해 면역력이 약할 수밖에 없습니다. 아이들에게서 사마귀 발생 빈도가 높은 것도 아직 면역체계가 완성되지 못한 상태이기 때문입니다.

이런 사실을 이해했다면 이제 사마귀의 완치율이 낮고 재발률이 높다는 불편한 진실에 한 발 더 다가설 수 있습니다. 우리 몸 내부에서 암세포가 발견되면 항암치료나 수술 등을 통해 암 덩어리를 제거하지요. 하지만 암세포는 다시 자라나 재발하곤 합니다. 사마귀도 마찬가지입니다. 사마귀가 자란 피부조직을 단순히 제거해서는 완치시킬 수 없습니다. 사마귀의 원인은 면역력 저하 등에 따른 바이러스 감염이기 때문에 면역력을 강화함으로써 자연스럽게 바이러스를 물리쳐야만 사마귀는 완치할 수 있습니다.

이제 사마귀 환자는 고민에 빠질 것입니다. 하루 빨리 사마귀를 제거하고 싶다면 피부과에 가서 냉동 치료와 레이저 치료를 받으면 됩니다. 하지만 극심한 통증에 시달려야 하고 재발할 가능성도 높습니다. 시간이 다소 걸리더라도 사마귀를 완전히 물리

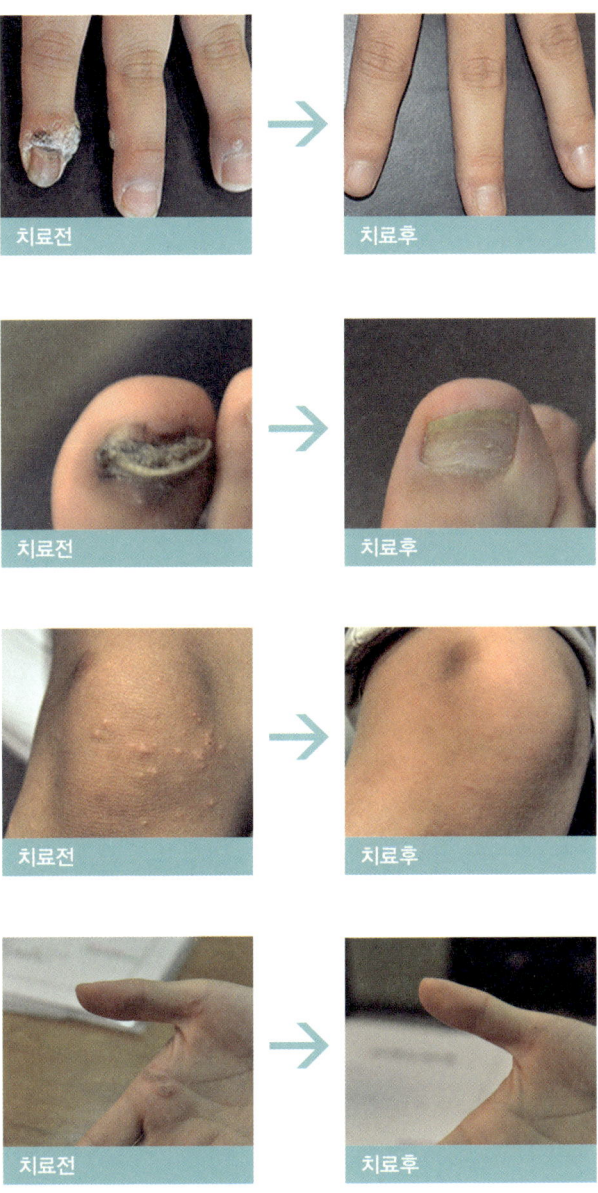

치고 싶다면 한의원의 문을 두드리는 것입니다.

위의 사진들은 모두 생기한의원에서 사마귀를 완치한 환자들의 모습입니다. '과연 한의원에서 사마귀를 치료할 수 있을까' 하는 의구심을 가지고 처음 내원하셨던 분들이 3~6개월 정도의 치료를 받고 완치되었습니다. 어떤 질병이든 치료의 핵심은 꾸준한 관리와 노력입니다. 하룻밤 만에 거짓말처럼 사마귀가 사라지지는 않습니다. 지금 당장 눈앞에 보이는 사마귀를 제거하는 데 너무 연연해하지 마십시오. 진정한 사마귀 치료의 길은 성급하게 덤비지 않는 것에서부터 시작합니다.

사마귀의 종류와 특징

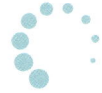

사마귀는 발생 부위와 형태, 원인 등에 따라 물사마귀, 수장족저사마귀, 편평사마귀, 심상성사마귀, 성기사마귀 등으로 분류할 수 있습니다. 앞서 살펴본 것처럼 사마귀를 발생시키는 사람유두종 바이러스(HPV)는 총 100가지가 넘는데, 사마귀의 종류에 따라 원인이 되는 사람유두송 바이러스의 종류 역시 다릅니다.

물사마귀는 피부에 기생하는 물사마귀 바이러스가 주원인으로 피부각질층이 손상되거나 전신적인 면역상태가 약화된 경우에 발생합니다. 성인보다는 주로 소아에게 많이 발생하지요.

수장족저사마귀는 주로 HPV 1형에 의해 발생하며 2, 4, 27, 29형에 의해서도 발생할 수 있습니다. 주로 손과 발바닥에 나타

종류	물사마귀	수장족저사마귀
관련 사진		
원인	Molluscum Contagiosum	HPV 1
호발 부위	몸의 피부와 점막 신체 어느 부위나 발생	손, 발바닥
특징	좁쌀 모양의 수포성 구진 살색 또는 분홍색	발닥에 생겨 통증을 유발하기도 함
유사 질환	단순포진, 수두, 대상포진 등	티눈

종류	편평사마귀	심상성사마귀
관련 사진		
원인	HPV 3, 10, 28, 49	HPV 2, 4, 27, 29
호발 부위	눈가, 눈썹, 이마, 뺨, 턱, 목, 가슴, 손, 발등 피부 전반	신체말단, 손가락, 손톱밑, 손등
특징	많은 수의 자잘한 구진이 얼굴에 발생하여 피부 미용에 심각한 악영향	표면이 거칠고 일정하지 않으며 콩알크기부터 엄지손가락만한 크기의 구진 형태
유사 질환	한관종, 비립종, 섬유성 연우(쥐젖) 노인성우체(검버섯), 여드름	

나는데, 발바닥의 사마귀는 체중에 의해 눌리면 티눈처럼 보이기도 하므로 구별이 쉽지 않습니다.

편평사마귀는 표면이 편평한 작은 구진으로 나타납니다. 여성에게 흔히 발생하며 주로 사람유두종 바이러스 3, 10, 28, 49형이 원인입니다. 이마, 턱, 코, 입 주위와 손등에 잘 발생합니다. 특히 얼굴에 발생한 편평사마귀는 피부 미용에 심각한 스트레스를 유발합니다.

심상성사마귀는 표면이 거칠고 일정하지 않으며 콩알 크기부터 엄지손가락만한 크기의 구진 형태로 나타나며 보통사마귀라고도 합니다. 심상성사마귀는 사람유두종 바이러스 중에서도 2, 4, 17, 29형에 의해 발생합니다. 주로 손등, 손톱 주위, 얼굴, 입술, 귀에 발생하지요. 일반적으로 사마귀를 분류할 때 물사마귀는 다른 사마귀들과 비교해서 MCV(Molluscum Contagiosum Virus)라고 하는 상이한 종류의 바이러스로 발생합니다. 따라서 물사마귀는 따로 분류하는 경우도 있습니다.

1. 물사마귀

물사마귀(전염성 연속종)의 모양은 상당히 특징적입니다. 3~6mm 정도 크기의 돔(dome) 모양으로 가운데에 배꼽처럼 옴폭하게 들어가 있는 형태를 띱니다. 피부에 기생하는 물사마귀 바이러스가 주원인으로 피부각질층이 손상되거나 전신적인 면역상태가 약화된 경우에 발생합니다. 성인보다는 주로 소아에게 많이 발생하며 여아보다 남아에게서 발생 빈도가 높습니다. 아토피를 동반 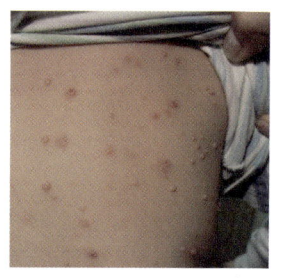 하고 있는 경우에 아토피 환부를 중심으로 다발하는 경우가 많습니다.

물사마귀는 주로 피부 각질층이 손상되거나 면역력이 떨어져 있는 경우에 발생하게 됩니다. 아토피 피부염을 가진 소아의 경우 이미 피부의 면역력이 떨어진 상태에서 심한 가려움 때문에 피부를 손으로 긁거나 거친 소재의 옷, 수건 등에 마찰하여 피부 각질층까지 손상되어 물사마귀가 발생하는 것이지요. 투명한 둥근 형태의 발진은 물사마귀란 말 그대로 그 속에 물이 찬 것과 같은 형태를 띱니다.

2. 수장족저사마귀

손바닥, 발바닥 사마귀는 주로 사람유두종 바이러스(HPV) 1형에 의해 발생합니다. 발바닥에 생긴 경우 체중에 눌려서 병변이 융기되어 있지 않고 심부에 위치하며 보행시 통증이 동반하기도 합니다. 큰 사마귀 주변에 작은 사마귀로 둘러쌓이기도 하며 이들이

합쳐져서 덩어리를 이루기도 합니다. 특히 발바닥의 사마귀는 체중에 의해 눌리면 티눈처럼 보이기도 하므로 구별이 쉽지 않습니다. 하지만 티눈과 달리 신발에 닿거나 체중이 실리는 부위와 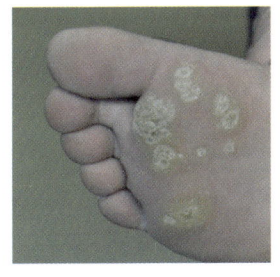 상관없이 나타나며, 큰 사마귀 주변을 작은 사마귀들이 둘러싸며 여러 개가 모여 덩어리를 이루기도 합니다. 사마귀의 각질층을 깎아보면 까만 점을 관찰할 수 있는데 이것이 티눈과의 감별점이 될 수 있습니다. 대개 족저사마귀를 티눈으로 오인하여 지내는 경우가 많습니다.

3. 편평사마귀

편평사마귀는 사람유두종 바이러스 (HPV) 3, 10, 28, 49형에 감염된 사람들 중, 피부면역력이 약한 사람에게서 발병합니다. 일반적으로 크기는 2~5mm 정도이며 약간 융기된 편평한 다각형 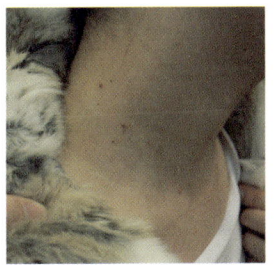 의 모양으로 살색 혹은 옅은 갈색을 띱니다. 주로 얼굴과 사지에 많이 나타나고 목이나 복부 등 다른 어느 부위에도 나타날 수 있으며 얼굴과 몸통에 동시에 나타날 수도 있습니다. 간혹 한관종,

비립종, 섬유성연우, 노인성우췌를 편평사마귀로 오인하여 치료하는 경우가 있으므로 이들 질환과의 감별이 중요하다고 할 수 있습니다.

4. 심상성사마귀

심상성사마귀는 사람유두종 바이러스 (HPV) 2, 4, 27, 29형에 의해 발생되는데 일반인들이 보통 말하는 사마귀로서 가장 흔합니다. 대개 손가락이나 손등, 발가락, 발등에 호발하고 드물게는 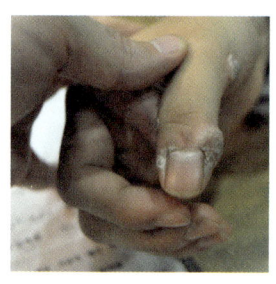 입술과 코주변의 안면부나 기타 몸통 부위에 발생하기도 합니다. 심상성사마귀는 주변과 경계가 명확히 구분되며 표면이 거칠거칠한 각질성 구진 또는 결절의 형태로 나타납니다. 표면의 색은 회색 혹은 갈색을 보입니다. 소아에서 흔히 관찰되며 성인이 되면 발생 빈도도 낮아지고 병변의 수도 줄어듭니다.

5. 성기 사마귀(곤지름)

성기사마귀는 곤지름 혹은 콘딜로마라고도 하며 사람유두종 바이러스(HPV) 6, 11, 16, 18형 등 여러 가지 유형에 의해 주로 남녀 생식기나 항문주위의 피부 및 점막에 호발합니다. 100여 가지 사람유두종 바이러스 중 40여 종이 이상이 생식기에서 발견된다는 점을 보면 생식기는 사람유두종 바이러스에 취약한 편입니다. 모양은 분홍색 내지 적색의 유두양 돌출로 꽃양배추모양을 형성합니다. 전염력이 강하여 한 번의 성 접촉만으로도 50%가 감염되며, 대개 성접촉을 한 다음 2~3개월 후에 피부병변이 나타납니다. 드물게 악성종양이 될 수 있으므로 주의해야 합니다.

2

어떻게 사마귀를
치료할 것인가

증상을 통한
사마귀 자가 진단

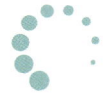

　기존 의학계에 사마귀 형태적 특징과 증상 부위에 따른 분류는 있으나, 아직 인체 피부의 사마귀 증상의 중증도에 대해 평가하는 기준이 없는 것이 사실입니다. 피부질환을 전문적으로 진료하고 있는 생기한의원에서는 오랜 기간 동안의 임상 경험을 바탕으로, 사마귀의 증상과 이환기간 그리고 기타 연관된 피부의 증상에 따른 점수의 합계로서, 사마귀의 중증도를 평가할 수 있는 지표를 제안하게 되었습니다.

　SWISS라고 하는 사마귀 중증도 평가(Saengki wart index scoring system)는 중증도평가지수를 바탕으로 임상에서 사마귀 환자를 진료시 환자의 증상정도를 평가함으로써 예후를 예측하는 데 도움이 될 것으로 기대합니다.

기준 : 개수, 크기, 침범 부위, 이환 기간, 기타 증상

📌 **개수**

1개	1
2~5개	2
6~10개	3
11~15개	4
16~20개	5
21~25개	6
26개 이상	7

📌 **크기**(가장 큰 사마귀 지름 기준)

1mm 미만	1
1~3mm	2
3~5mm	3
5~10mm	4
10~15mm	5
15~20mm	6
20mm 이상	7

📌 **침범 부위** (얼굴,목/ 상체 전면/ 상체 후면/ 우측 팔/ 좌측 팔/ 우측 손/ 좌측 손/ 하복부,둔부/ 우측 다리/ 좌측 다리/ 우측 발/ 좌측 발/우측 발바닥/좌측 발바닥)

	부위당: 1
조갑침범 – 부분침범	1

1/2 이상 침범 ——————————————————— 2
　　조갑소실 ————————————————————— 3

- **기타 증상**
　　사마귀 주변 굳은살 ——————————————— 1
　　가려움 ————————————————————— 1
　　주변 피부 홍조 ————————————————— 1
　　통증 —————————————————————— 1
　　다른 피부질환의 유무(아토피,습진,건선 등) ———— 2

- **이환 기간**
　　1개월 미만 ——————————————————— 1
　　1～3개월 ———————————————————— 2
　　4～6개월 ———————————————————— 3
　　6개월～1년 ——————————————————— 4
　　1～3년 ————————————————————— 5
　　3년 이상 ———————————————————— 6

★ **중증도 평가**
　　총 지수 10 이하 ————————————————— 경증
　　10～18 이하 —————————————————— 경중증
　　19 이상 ———————————————————— 중증

			Point
사마귀 증상의 개수	1개		1
	2~5개		2
	6개~10개		3
	11~15개		4
	16~20개		5
	21~25개		6
	26개 이상		7
사마귀 크기	1mm		1
	1~3mm		2
	3~5mm		3
	5~10mm		4
	10~15mm		5
	15~20mm		6
	20mm이상		7
사마귀 증상의 침범부위	얼굴/목/두피/상체전면/상체후면/우측팔/좌측팔/ 우측손/좌측손/하복부,둔부/우측다리/좌측다리/ 우측발/좌측발/우측발바닥/좌측발바닥		각 부위당 1
	조갑침범	조갑 경계침범	1
		조갑의 1/2이하 침범	2
		조갑의 1/2이상 침범	3
		조갑 완전 소실	4
기타 동반 증상	사마귀 주변 굳은살		1
	사마귀 부위 혹은 주변 피부 가려움		1
	사마귀 부위 혹은 주변 피부 홍조		1
	사마귀 부위 혹은 주변 피부 통증		1
	다른 피부질환의 유무(아토피,습진,건선 등)		2
사마귀 이환 기간	1개월 미만		1
	1~3개월		2
	3~6개월		3
	6개월~1년		4
	1~3년		5
	3년 이상		6

스스로 면역 균형을 되찾게 하라

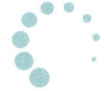

사마귀는 특별한 경우를 제외하고 가려움과 통증을 동반하지 않기 때문에 무심코 지나치기 쉬운 피부 질환입니다. 특별히 가렵거나 아픈 증상이 나타나지 않고 저절로 없어진다는 속설로 인해 방치되는 경우가 많습니다. 그러나 사마귀는 쉽게 주변의 다른 피부조직으로 번질 수 있으며, 가족이나 타인에게 전염될 수 있으므로 적극적인 치료가 필요합니다.

한의학의 고전인 《황제내경》에는 '정기존내 사불가간(正氣存內 邪不可干)'이라는 구절이 있습니다. 우리 몸에 정기, 즉 면역력이 충만하면 사기인 바이러스가 침범할 수 없다는 뜻입니다.

사마귀는 바이러스 질환이므로 우리 몸의 면역력이 충실한 경우에는 발생하지 않습니다. 이미 바이러스가 몸에 들어왔다면 인체의 면역력을 끌어올림으로써 물리칠 수 있습니다. 그저 외과적 수술을 통해 사마귀를 제거하는 것은 완치와는 거리가 멀고 재발 확률만 높입니다.

    인체는 외부에서 침입한 병균이나 바이러스에 대해 스스로를 보호하는 고유한 면역력이 있습니다. 생기한의원은 SBT(Self Balancing Therapy)를 통해 타고난 체질과 살아온 삶에 의해 무너진 몸의 균형을 되찾아 저하된 면역력을 높일 수 있도록 돕습니다. 면역의 균형을 되찾으면 스스로 병을 치료할 수 있는 몸이 됩니다. 사마귀 역시 SBT를 통해 충분히 치료가 가능합니다.

생기 SBT(Self Balancing Therapy)

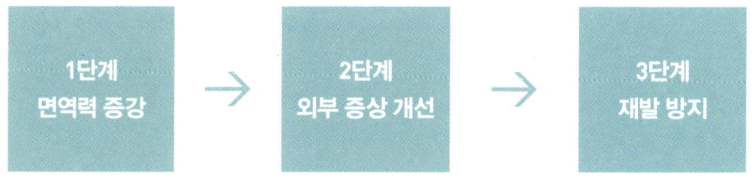

생기한의원은 인체의 면역력을 상승시키는 효능을 가진 한약 치료와 면역 약침 치료를 통해서 인체의 면역력을 높이고 사마귀 바이러스를 제거합니다. 또한 침 치료와 뜸 치료 및 외용제를 통한 치료를 통해 사마귀를 소실하는 치료를 시술합니다. 무엇보다 생기 SBT 치료의 궁극적인 목표는 사마귀의 재발 방지이기 때문에 육안으로 볼 때 사마귀가 사라졌다 하더라도 사마귀 바이러스의 완전한 소멸을 위해 치료가 계속됩니다.

사마귀 치료의 세 가지 목표

생기한의원의 사마귀 치료는 각각의 치료가 독립된 것이 아니라 여러 치료법들이 조화롭게 이루어질 때 치료 효과가 극대화되도록 구성되었습니다. 그러므로 무엇보다도 정확한 진단을 통해서 자신의 체질과 사마귀의 상태를 정확하게 파악하는 것이 가장 필요합니다. 정확한 진단이 이루어진 이후에 이를 기반으로 한약 치료, 약침 치료, 침 치료, 뜸 치료, 외용 치료가 동시에 진행됩니다. 생기한의원의 사마귀 치료는 이처럼 다양한 치료들의 조합으로 보다 빠르고 재발없는 좋은 치료 결과를 기대할 수 있습니다.

　사마귀 치료에 있어서 무엇보다 중요한 것은 절대로 사마귀를 건드리지 않아야 한다는 점입니다. 이것이 바로 양방 병원의 사마귀 치료와 본질적으로 다른 차이점입니다. 인체 내의 바이러스가 제거되면 자연스럽게 사마귀는 탈락되고 정상적인 피부로 재생될 수 있습니다. 무리하게 자르거나 떼어내더라도 사마귀는 결코 완치되지 않습니다. 단지 일시적으로 눈앞에서 사마귀가 사라질 뿐 언제든지 다시 사마귀는 자라날 수 있습니다. 사마귀 바이러스가 여전히 내재되어 있기 때문이지요.

생기한의원이 지향하는 사마귀 치료의 목표는 크게 세 가지로 정리할 수 있습니다.

1. 재발 방지입니다. 피부의 면역력이 약화되어 사마귀 바이러스의 침입으로 발생하는 질환이므로 피부 면역력을 회복하여 근본적인 치료 및 재발을 방지해야 합니다. 사마귀의 근본 원인을 제거하는 것만이 재발 방지의 지름길입니다.
2. 통증을 최소화하는 것입니다. 서양의학적 처치(레이저, 냉동 치료 등)는 통증으로 인해 치료 자체가 고통스럽고 일상생활에 불편함을 유발합니다. 실제로 생기한의원을 찾아오는 수많은 사마귀 환자들이 레이저 치료와 냉동 치료로 인한 극심한 고통을 호소했습니다. 따라서 치료효과도 중요하지만 최소한의 자극으로 치료해야 합니다.
3. 흉터를 가능한 한 남기지 않는 것입니다. 사실 사마귀는 그 자체로 통증을 유발하지 않으므로 무엇보다 미용적인 측면의 치료효과도 무시할 수 없습니다. 즉 사마귀는 통증을 유발하지 않지만 사마귀라는 존재 자체로 인해 스트레스를 받고 자신감이 결여되기 때문입니다. 치료 후 흉터가 남지 않고 정상적인 피부로 재생되어야만 비로소 치료가 완료되었다고 할 수 있습니다.

한약 치료

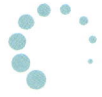

개개인의 체질과 증상을 고려하여 처방되는 맞춤식 한약 치료입니다. 한약은 인체의 기혈을 보충하여 피부의 재생력을 높이고 사마귀 바이러스의 증식을 억제하는 가장 기본적이며 근본적인 치료입니다. 생기한의원의 한약 처방은 획일적인 처방이 아닙니다. 개개인의 체질과 사마귀 바이러스의 종류와 발생 부위에 따라 조제되는 개인별 맞춤처방입니다.

똑같은 사마귀 증상을 앓고 있는 분이라고 해도, 개개인의 체질과 사마귀 바이러스 종류와 부위에 따라 진단과 한약 처방이 달라져야 합니다. 이러한 관점으로 사마귀 치료에 접근하는 것이 바로 한의학적으로 사마귀를 근본적으로 치료할 수 있는 이유입니다.

생기한의원의 한약 치료는 다음과 같은 특징이 있습니다.

1. 저하된 면역력을 회복하여 장내 면역력과 피부 면역력을 증강시킵니다.
2. 소풍청열, 해독배농의 효능을 통해 사마귀 바이러스를 억제하고 제거합니다.
3. 손상된 피부세포의 재생을 증강하는 치료법입니다.

*소풍청열(疏風淸熱) : 질병의 원인이 되는 풍(風)을 잠재우고 열을 식힘.
 한의학에서는 사마귀를 풍으로 해석함.
*해독배농(解毒排膿) : 몸속에 응어리진 독을 풀고 몸 밖으로 배출함.

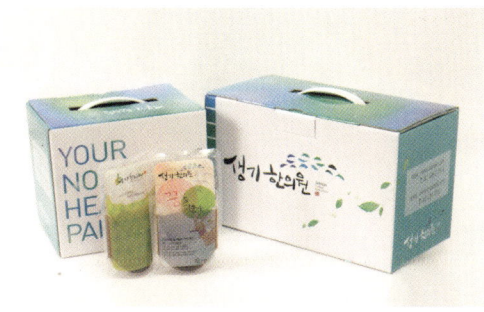

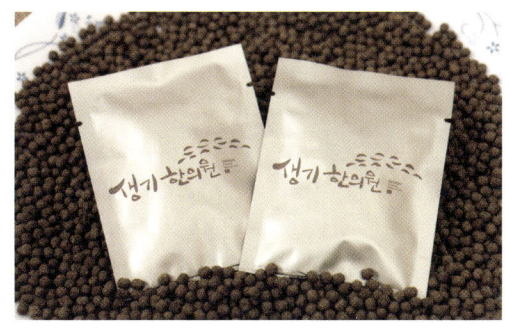

피부의 면역력과 재생력을 높이는 탕약(물약)과 독소를 배출하는 환약(알약)

한약 치료과정 입체 영상 이미지

한약치료-1

한약치료-2

한약치료-3

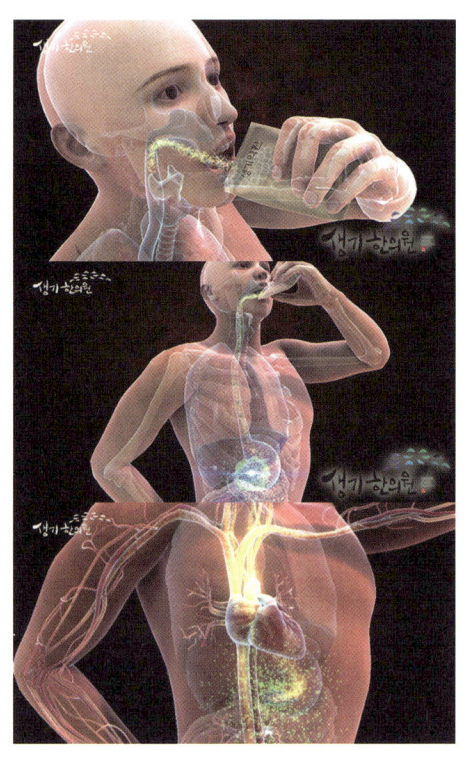

* 생기한의원 자체적으로 제작한 우리나라 최초의 사마귀 치료과정 입체 영상 자료에서 캡쳐한 것입니다.

약침 치료

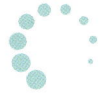

약침 치료는 한약의 장점과 침의 장점이 결합된 새로운 치료법입니다. 사마귀 약침 치료에는 주로 벌침(봉침)을 주성분으로 한 약침이 활용됩니다. 약 성분을 피부에 직접 주입하며 빠른 치료효과를 유도하는 치료법입니다. 피부 세포에 직접적인 자극을 통하여 사마귀 바이러스를 억제하며 피부의 면역력과 재생력을 높이는 효과가 있습니다.

한약을 달여서 추출한 약액을 고도로 정제하여 사마귀 환부와 경혈(혈자리)에 약침액을 주입하여 사마귀 바이러스의 증식을 직접적으로 억제하는 효과가 있습니다. 약침 치료는 과거 내복약이 갖고 있던 단점, 즉 소화흡수 과정에서 장시간 소요되면서 발

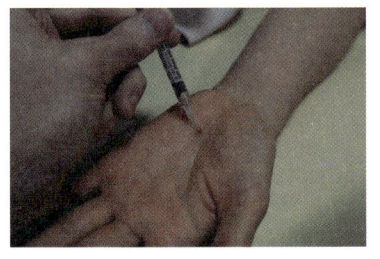 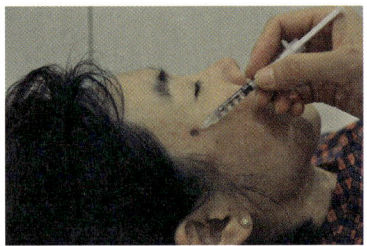

사마귀 약침 치료 시술 사진

생하는 유효성분의 손실, 복용의 불편함을 극복한 치료법입니다. 인체의 경혈과 경락을 자극함으로써 사마귀 환부에 직접 작용하게 하는 것으로 최소량의 약물로서 최대한의 효과를 기대할 수 있습니다.

약침은 침술의 신속성과 한약의 안전성, 유효성이 인체 내에서 상승작용을 하며 직접적으로 사마귀 치료에 효능을 발휘합니다. 약침이 양방의 주사제와 다른 점은 다음과 같습니다.

1. 약침은 사용 약물이 한약재와 한약 처방으로 구성됩니다.
2. 순수 한약재에서 추출하여 사용하므로 내성이나 습관성, 중독성 없이 안전하게 사용할 수 있습니다.
3. 약침은 주입하는 부위가 근육이나 혈관을 대상으로 하는 것이 아니라 경혈(혈자리)을 대상으로 합니다.
4. 약침은 한의학적인 경락 이론에 입각하여 진찰하고 시술하는 치료법입니다.

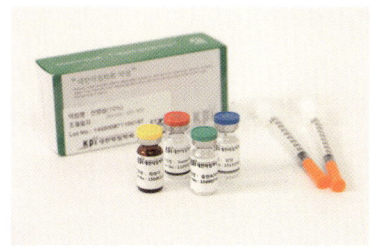 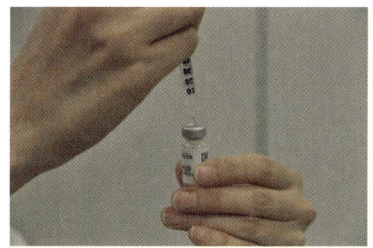

사마귀 약침

약침 치료의 특징은 다음과 같습니다.

1. 치료 효과가 신속하고 정확합니다.
2. 극소량의 약물로도 기대 이상의 효과가 나타납니다.
3. 전통 침술에 비해 시술이 간편하고 시술 시간이 짧습니다.
4. 내복하기 힘든 환자 및 응급환자에게 시술이 용이합니다.
5. 약물에 대한 부작용이 적고 약물이 위장관 내에서 파괴되는 것을 방지합니다.
6. 다양한 한약제재를 이용하여 질병과 증상에 따른 맞춤식 처방이 가능합니다.
7. 한약 치료와 외용 치료를 병행할 경우 시너지 작용을 얻을 수 있습니다.

약침 치료과정 입체 영상 이미지

약침치료-1

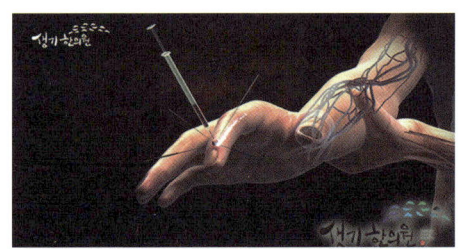

약침치료-2

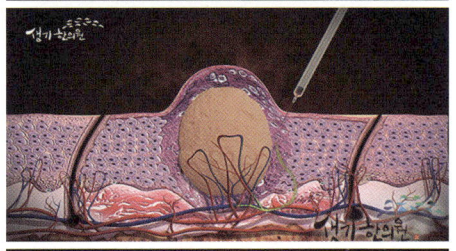

약침치료-3

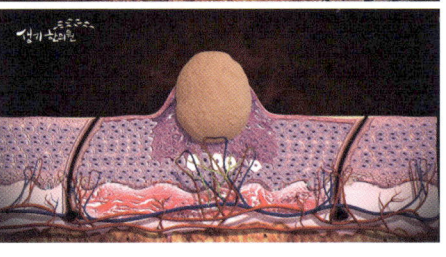

* 생기한의원 자체적으로 제작한 우리나라 최초의 사마귀 치료과정 입체 영상 자료에서 캡쳐한 것입니다.

침 치료

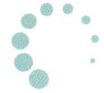

한의학에 관해 전문지식을 가진 분이든 그렇지 않은 분이든 피부 질환에 대한 한의학적인 치료에서 가장 신비롭게 느끼는 것이 바로 침 치료입니다. 우리 인체에는 '기(氣)'가 흐르는 통로, 즉 경락이 있습니다. 혈액이 순환하는 곳을 혈관이라고 하듯이 기가 흐르는 곳을 경락이라고 합니다. 이 경락을 통하여 밤낮으로 끊임없이 기가 순환하고 있습니다.

사마귀의 침 치료는 사마귀가 발생한 피부 조직과 직접적 혹은 간접적으로 관련된 경락의 기능을 활성화시켜서 피부의 재생을 촉진하고 사마귀 바이러스의 증식을 억제하는 의미를 가지고 있습니다.

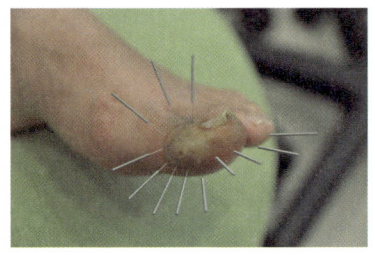
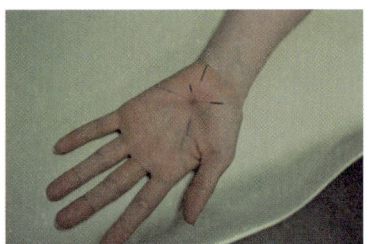
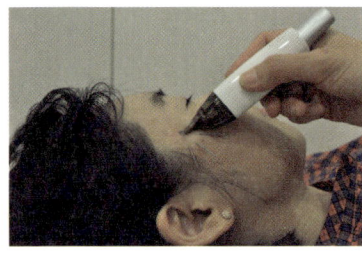

사마귀 침 치료 시술 사진

사진 상에서 확인할 수 있는 것처럼 직접적으로 사마귀가 발생한 부위에 침 시술을 하게 됩니다. 침을 맞는 것에 대해 막연한 공포감을 가진 분들도 직접 침 시술을 받은 이후에 생각보다 통증이 심하지 않다는 말씀을 하십니다. 다만 통증에 민감하신 분인 경우에는 침을 맞는 횟수와 개수를 조절하기도 합니다. 또한 사마귀가 발생한 환부 외에도 배와 등, 손과 발에 침을 시술하는 경우도 있습니다.

생기한의원은 침 치료시 환자분들의 통증을 최소화하며 위생적인 측면까지 고려하여 아큐건이라는 현대화된 자동식 자침기를 사용하고 있습니다. 아큐건을 사용하면 의사 손에 침이 직접

닿지 않고 바로 환자에게 침을 놓을 수 있어 매우 청결합니다. 게다가 굉장히 빠른 속도로 침이 피부에 침투하기 때문에 상대적으로 통증도 덜하다는 장점이 있습니다.

뜸 치료

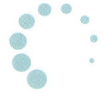

뜸 치료는 사마귀가 발생한 부위에 직접적으로 뜸을 시술하여 사마귀 바이러스의 증식을 억제합니다. 사마귀 환부에 뜸 치료를 시술하면 사마귀 환부가 검게 변하면서 딱딱하게 바뀌는 것을 경험하게 됩니다.

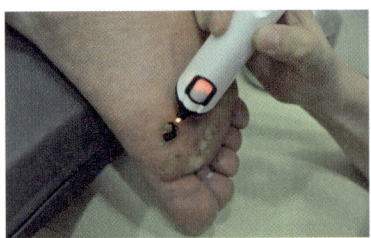 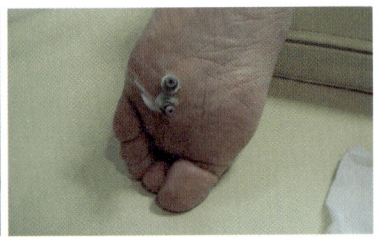

사마귀 뜸 치료 시술 사진

검게 변한 사마귀 환부는 사마귀 바이러스의 증식이 더 이상 이루어지지 않은 상태로 변화되는 것을 의미합니다. 검게 변한 사마귀 환부 아래에서는 정상적인 피부 조직이 재생됩니다. 검게 변한 사마귀 환부가 뱀 허물 벗듯이 점점 탈락되면서 정상적인 피부 조직이 점점 재생되는 것을 직접 확인할 수 있습니다.

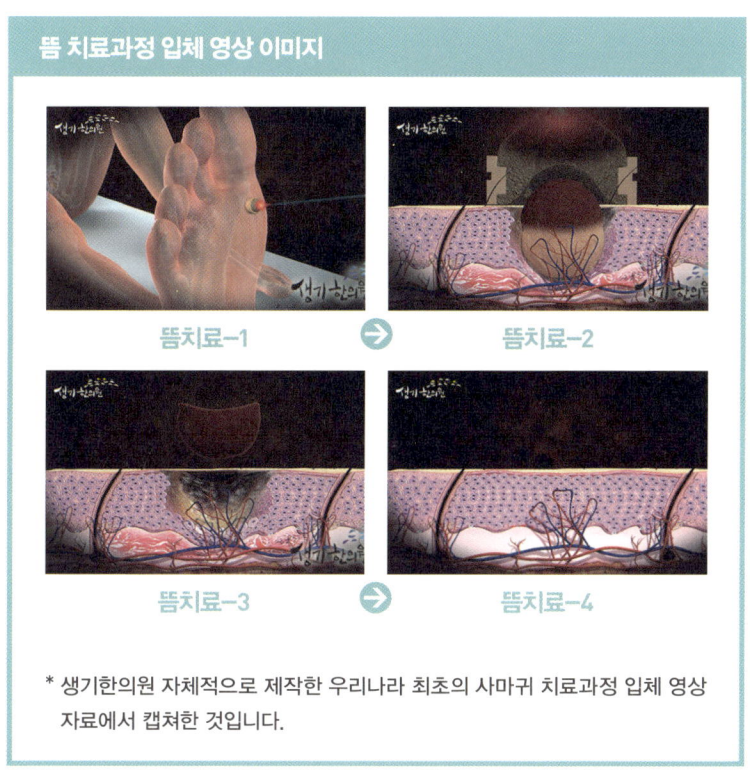

* 생기한의원 자체적으로 제작한 우리나라 최초의 사마귀 치료과정 입체 영상 자료에서 캡쳐한 것입니다.

외용 치료

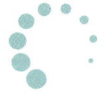

외용 치료는 한방 팩과 한방 스프레이, 한방 연고 등의 각종 외용제를 이용합니다. 사마귀의 발생 부위와 증상에 따라 다양한 외용제가 쓰입니다. 피부 세포의 재생력 회복, 상처 보호, 사마귀 바이러스의 증식억제 등의 효과가 있습니다. 한약 치료와 약침 치료, 침 치료, 뜸 치료와 함께 시술하는 경우, 사마귀 부위를 쉽고 빠르게 정상적인 조직으로 재생할 수 있습니다. 특히 생기한의원의 다양한 외용제는 합성스테로이드가 포함되지 않은 순수 한방 제품이므로 임산부와 소아에게도 사용이 가능합니다.

여기서 잠깐 합성스테로이드 연고의 문제점을 살펴보겠습니다. 피부과 병원에서 피부질환을 치료하기 위해서 가장 많이 쓰

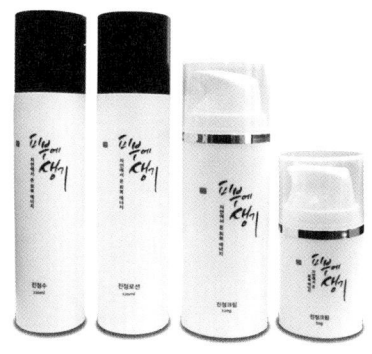

사마귀에 사용되는
생기한의원의 외용제

이는 처방이 바로 스테로이드 연고입니다. 스테로이드 연고는 효과가 즉시 나타나지만 장기간 사용은 위험할 수 있습니다. 스테로이드 연고는 피부 염증을 가라앉히는 데 분명 효과가 있지만 이것은 겉으로 드러난 증상이 일시적으로 사라진 것일 뿐 근본적인 치료가 된 것은 아니니까요. 따라서 병원에서 스테로이드 연고 처방으로 상태가 호전되었다면 안도할 것이 아니라 근본적인 해법이 무엇인지 고민하는 시간을 가져야 합니다.

스테로이드는 부신피질에서 나오는 호르몬으로서 비정상적으로 증식하는 염증 세포를 억제하여 정상적인 체계로 유지하는 역할을 합니다. 피부질환에는 주로 스테로이드제 연고를 사용하게 되는데, 환부에 바르면 모세혈관이 수축되면서 염증반응이 즉각적으로 사라지는 효과가 있습니다. 하지만 시간이 지나면 증상이 재발하고 연고를 반복적으로 사용하게 되면서 연고 사용을

조절할 수 없는 단계에 이르게 되지요. 스테로이드 연고는 면역억제제이기 때문에 장기적으로 사용할 경우 인체의 정상적인 면역력이 억제되어 2차 감염이 일어나거나 정상적인 세포의 재생능력이 떨어질 수 있습니다.

부위별로 다른
사마귀 치료과정

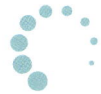

생생한 사례를 통해서 생기한의원의 사마귀 치료 과정을 살펴보겠습니다. 사마귀를 앓고 계시는 분들 중에는 초기 치료를 놓친 이후에 증상이 만성화, 중증화되어 내원하시는 경우가 많습니다. 그러다 보니 치료과정에서 리바운딩 현상이 심화될 수도 있고 예상외로 치료기간이 길어지는 경우도 있습니다. 따라서 사마귀 치료과정을 정확히 이해하는 것이 바로 사마귀 치료의 시작이라고 할 수 있습니다.

사례 1 : 얼굴과 손 부위의 사마귀 치료

한약 치료, 약침 치료, 침 치료, 외용 치료를 통해서 치료된 사례입니다. 뜸 치료를 시술하지 않았기 때문에 사마귀 환부가 검게 변하지 않은 채 피부가 재생됩니다. 얼굴이나 손 부위는 뜸 치료를 시술할 경우 치료기간 동안 사회생활에 지장을 줄 수 있으므로 뜸 치료를 제외한 치료가 일반적입니다.

❶ 오른쪽 두 번째 손가락 끝부분에 딱딱하고 거칠게 튀어나온 구진의 형태를 가진 상태로 내원하셨습니다.

❷ 한약 치료와 약침 치료를 통해서 환부가 점점 좁아지면서 사마귀가 떨어져 나갑니다.

❸ 사마귀 환부가 점점 얇아지면서 주변 조직에서부터 새로운 피부가 재생되기 시작합니다.

❹ 큰 한 덩어리의 환부가 두 개로 나뉘면서 한 가운데 부분에서 피부가 새로 재생되고 있습니다.

❺ 딱딱한 사마귀 환부가 90% 이상 제거된 상태입니다.

❻ 사마귀 환부가 제거되어 새로운 피부가 완전히 재생되어 있음을 손가락 끝의 주름을 통해서 확인할 수 있습니다.

❼ 사마귀가 있던 환부가 정상적으로 재생되어 재발되지 않음을 확인하고 치료를 종결합니다.

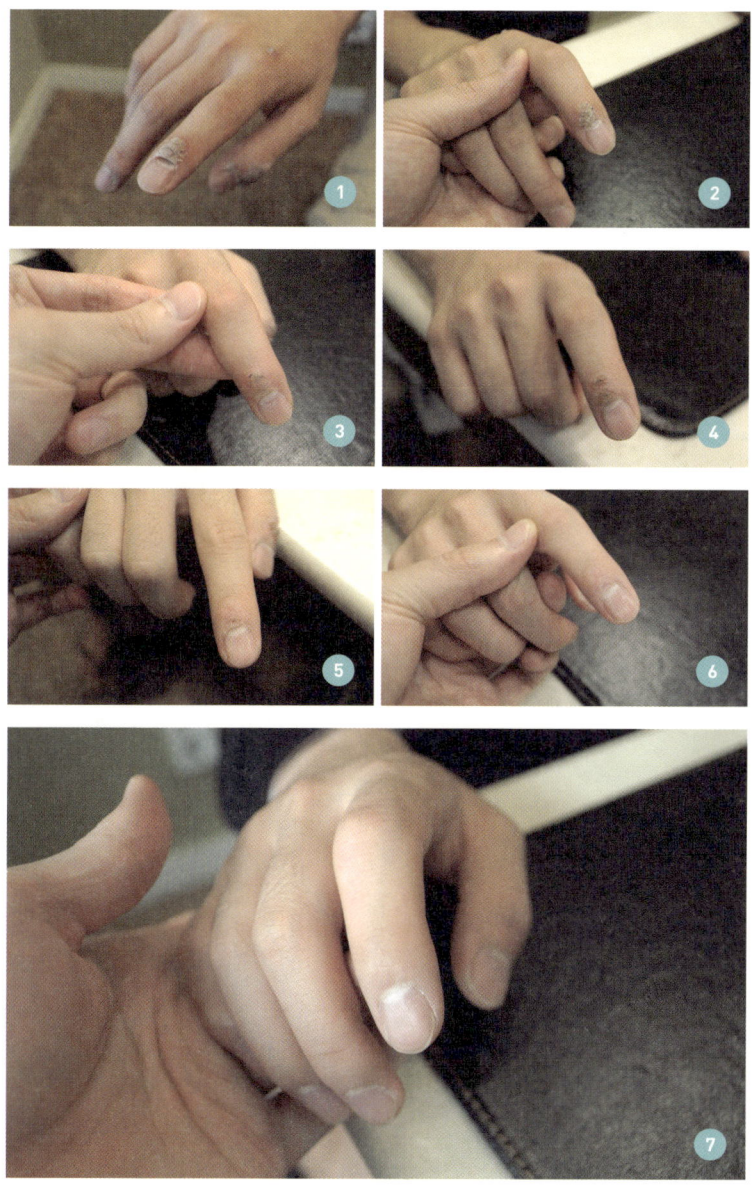

사례 2 : 눈에 띄지 않는 발 부위의 사마귀 치료

한약 치료, 뜸 치료, 약침 치료, 침 치료, 외용 치료를 통해서 치료된 사례입니다. 뜸 치료를 시술하게 되면 사마귀 환부가 검게 변하면서 피부가 재생됩니다. 얼굴이나 손을 제외한 부위는 일상생활에서 노출이 되지 않으므로 환부가 검게 변하더라도 뜸 치료를 통해서 좀더 빠른 치료경과를 도모하는 것이 좋습니다.

❶ 반복되는 레이저 치료와 냉동 치료에도 사마귀가 제거되지 않고 오히려 더 커지면서 다른 부위에도 퍼져나간 상태로 내원하셨습니다.

❷ 일주일에 한 번씩 내원하여 한약 치료와 약침 치료, 뜸 치료를 정기적으로 받았습니다. 특히 뜸 치료를 통해서 사마귀 조직이 점점 검게 변하면서 피부 밖으로 탈락하고 있습니다.

❸ 사마귀 환부 아래에서 정상적인 피부 조직이 재생되면서 기존의 사마귀 조직이 점점 조금씩 떨어져 나가기 시작합니다.

❹ 사마귀의 크기가 작아지고 사마귀 가장자리 부위는 정상 피부로 재생되고 있습니다.

❺ 사마귀의 뿌리 부분이 작은 점처럼 드러나 있습니다. 나머지 사마귀 조직은 거의 사라지고 피부가 정상적으로 재생되고 있습니다.

❻ 사마귀가 완전히 사라지고 정상 피부세포로 회복된 상태입니다. 일상적인 생활에서도 사마귀가 재발되지 않음을 확인하고 치료를 종결합니다.

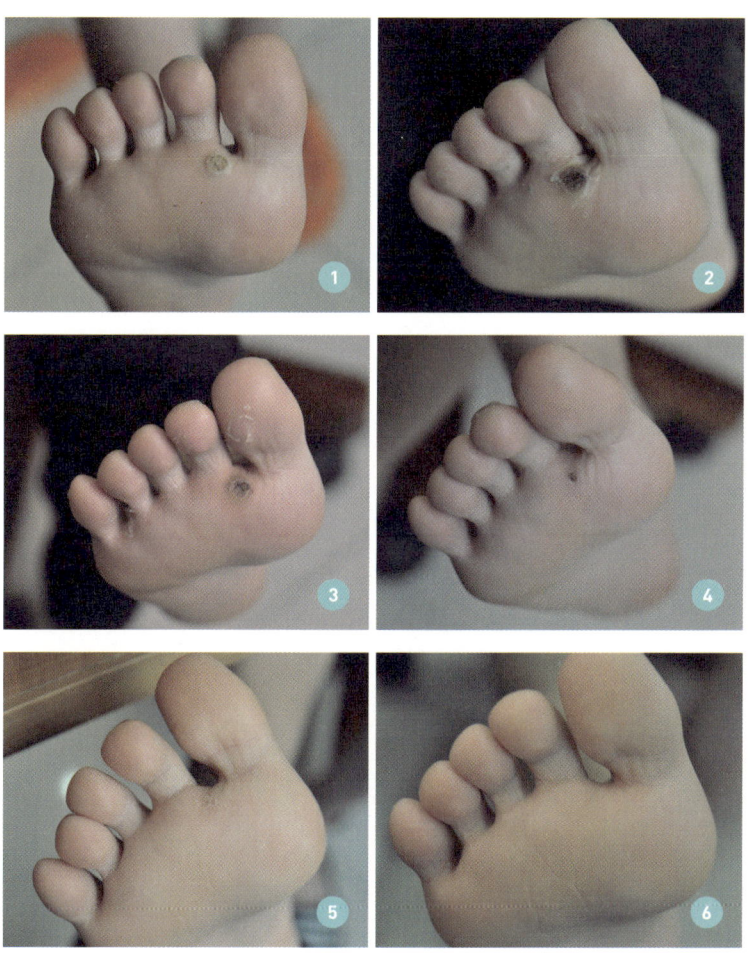

물사마귀 치료

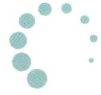

사례1

5세 남아의 물사마귀 치료 사례입니다. 2013년 4월부터 가슴 위쪽 쇄골부위에서 생겨난 물사마귀 증상은 사라지지 않고 10월 말에는 전신으로 퍼져나갔습니다. 점점 사마귀 크기도 커지고 붉어지면서 가려워하는 증상도 반복되었습니다. 2013년 11월 말에 피부과에 내원하여 항생제 연고 처방을 받고 일주일 정도 사용하였으나 특별히 차도가 없어 2013년 12월 7일에 생기한의원에 내원하였습니다.

한약복용을 하며 홈케어로 입욕제를 사용한 목욕을 하며, 사마귀 환부에 처방된 한방연고를 매일 2회 정도 발랐습니다. 2013

년 12월 7일의 사진과 2014년 6월 2일 마지막 내원시의 사진을 비교해보면 확연한 경과변화를 알 수 있습니다.

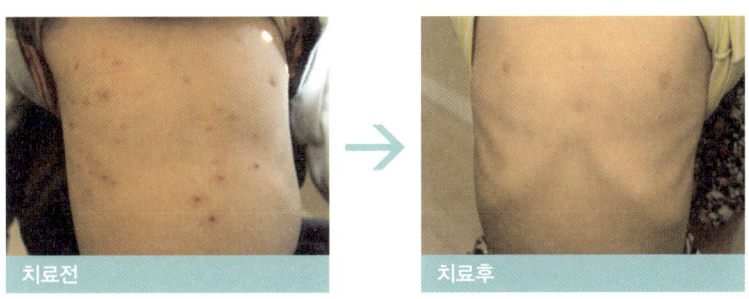

사례2

7세 남아의 물사마귀 치료 사례입니다. 2013년 7월에 처음 목부위에서 생겨난 물사마귀는 12월에 전신으로 퍼졌으며, 양방치료는 하지 않고 2014년 1월 20일에 생기한의원에 내원하였습니다.

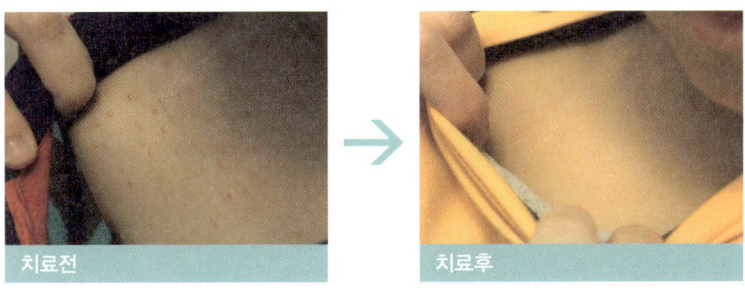

한약복용을 하면서 1~2주에 한번씩 내원하여 약침 치료를 받았으며, 홈케어로 집에서 입욕제를 사용한 목욕을 하며, 물사마귀 환부에 처방된 한방연고를 매일 3회 정도 발랐습니다. 2014년 1월 20일 사진과 3월 4일 사진을 비교해보면 한 달 반만에 대부분의 증상이 소실이 되었습니다.

수장족저사마귀 치료

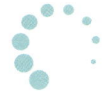

사례1

36세 남성의 수장족저사마귀 치료 사례입니다. 2년 전 왼쪽 발바닥에 수장족저사마귀가 발생하였습니다. 생기한의원 내원 전까지도 계속된 서양의학적인 치료에도 불구하고 사마귀가 점점 두꺼워지고 단단해지면서 엄지발가락과 발바닥으로 점점 퍼지고 있었습니다.

사마귀 발생 초기에는 피부과에서 레이저 시술을 수차례 받았습니다. 하지만 사마귀가 계속해서 커지면서 냉동치료를 3주에 1회 간격으로 10회 정도 시술받았습니다. 마지막 냉동치료를 받고 2주간 입원치료를 하였지만 지속적으로 재발하여 결국 서양의학적인 치료를 포기하고 2014년 2월 8일 생기한의원에 내원하셨습니다.

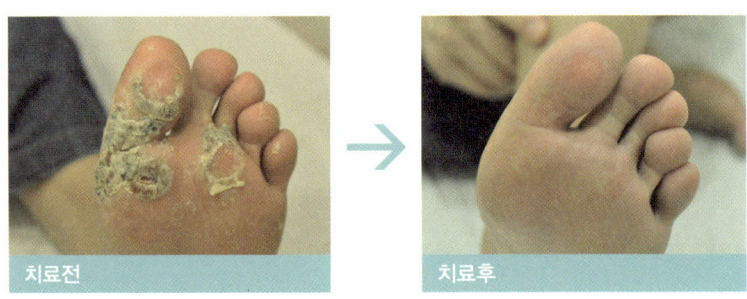

한약복용과 함께 주 2회 내원치료를 시작하였습니다. 약침치료와 침치료, 뜸치료를 병행하였으며 홈케어로 처방된 한방연고를 매일 2~3회 사마귀 환부에 사용하였습니다. 또한 입욕제를 이용한 족욕을 매일 20~30분 병행하였습니다. 2014년 2월 8일 첫 내원 당시의 사진과 2014년 3월 14일 내원시의 사진을 비교해보면 한 달이 조금 넘는 기간 동안 무척 빠른 치료 경과를 나타낸 것을 알 수 있습니다.

사례2

28세 여성의 수장족저사마귀 치료 사례입니다. 3년전 오른쪽 손바닥에 수장족저사마귀가 발생하였습니다. 사마귀 발생 초기에는 피부과에서 레이저 시술을 2차례 받았습니다. 하지만 사마귀가 계속해서 재발하면서 냉동치료를 2회 시술받았습니다. 하지만 계속해서 손바닥에 사마귀가 재발하고 엄지손가락으로 사마귀가 번지면서 결국 서양의학적인 치료를 포기하고 2011년 11월 24일 생기한의원에 내원하셨습니다.

한약복용과 함께 주 1회 내원치료를 시작하였습니다. 약침치료와 침치료, 뜸치료를 병행하였으며 홈케어로 처방된 한방연고를 매일 2~3회 사마귀 환부에 사용하였습니다. 또한 입욕제를 이용한 수욕을 매일 20~30분 병행하였습니다.

2011년 11월 24일 첫 내원 당시의 사진과 2012년 3월 9일 마지막 내원시의 사진을 비교해보면 명확한 경과 변화를 알 수 있습니다.

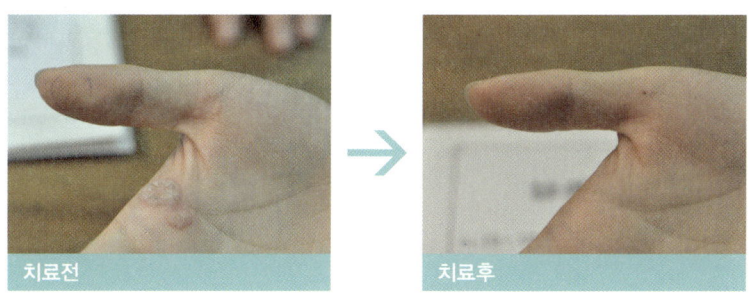

편평사마귀 치료

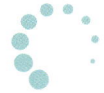

사례1

33세 여성의 편평사마귀 치료 사례입니다. 1년 전 목과 얼굴에서 편평사마귀가 발생하였습니다. 그리고 점차 개수가 늘어나면서 몸 전체로 확대되었습니다. 초기에 투명색과 붉은색을 띠다가 점점 갈색과 흑갈색으로 변해가고 있는 상태였습니다. 이러한 편평사마귀는 시간이 지날수록 가슴과 등, 팔과 다리를 비롯한 전신으로 번지고 있었습니다. 증상이 발생한 이후에 피부과에서 2차례 레이저 치료를 하였으나 큰 차도가 없어서 중단하였다가 2012년 5월 8일에 생기한의원에 처음 내원하셨습니다.

한약복용과 함께 주1회 내원치료를 하셨습니다. 약침치료와,

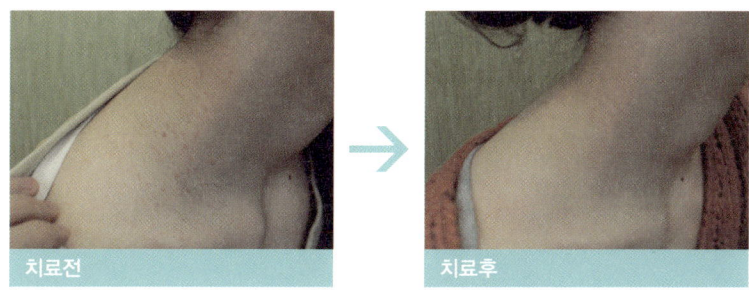

치료전 → 치료후

침치료를 주로 하면서 한번씩 큰 사마귀에는 뜸치료를 병행하였으며, 홈케어로 처방된 한방연고를 매일 3회정도 사마귀 부위에 사용하였습니다. 2012년 5월 8일 첫 내원 당시의 사진과 2012년 8월 7일 마지막 내원시의 사진을 비교해보면 확연한 경과변화를 알 수 있습니다.

사례2

31세의 건장한 남성의 편평사마귀 치료 사례입니다. 3년전 우측 손목 주변에서 시작된 편평사마귀는 점차 개수가 늘어나면서 퍼져갔고, 약간씩 붉은색을 띠며 좀 큰 편평사마귀에는 하얗게 약간의 각질도 생겼습니다. 이러한 편평사마귀는 시간이 지날수록 개수가 늘어나서 좌측 손목 내측과 손등으로도 번지고 있었습니다. 증상이 생기고 얼마 후부터 피부과에서 연고 치료를 하였으나 큰 차도가 없어서 중단하였다가 2013년 4월 12일에 생기한의원에 처음 내원하셨습니다.

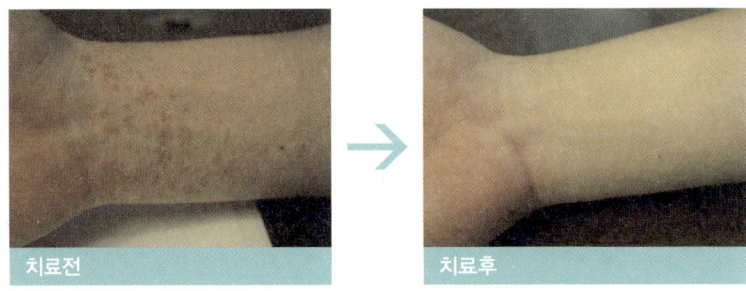

한약복용과 함께 주1회 내원치료를 하셨습니다. 약침치료와, 침치료를 주로 하면서 한 번씩 큰 사마귀에는 뜸치료를 병행하였으며, 홈케어로 처방된 한방연고를 매일 3회 정도 사마귀 부위에 사용하였습니다. 2013년 4월 12일 첫 내원 당시의 사진과 2013년 7월 26일 마지막 내원시의 사진을 비교해보면 확연한 경과 변화를 알 수 있습니다.

심상성사마귀 치료

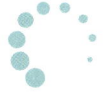

사례1

23살 건장한 청년의 심상성사마귀 치료 사례입니다. 2년전 오른쪽 엄지손가락 손톱 주변 부위에 심상성 사마귀가 발생하였습니다. 생기한의원 내원 전까지도 계속된 서양의학적인 치료에도 불구하고 사마귀가 점점 주변 피부조직으로 퍼지면서 두껍고 단단한 각질이 형성되었다고 합니다.

사마귀 발생 초기에는 피부과에서 레이저 시술을 3차례 받았습니다. 하지만 사마귀가 재발하고 크기가 커지면서 레이저 치료 대신 냉동치료를 선택하여 한 달에 한번 간격으로 8회정도 시술받았습니다. 하지만 지속적으로 재발하여 결국 서양의학적인 치료를 포기하고 2009년 6월 29일 생기한의원에 처음 내원하셨습니다.

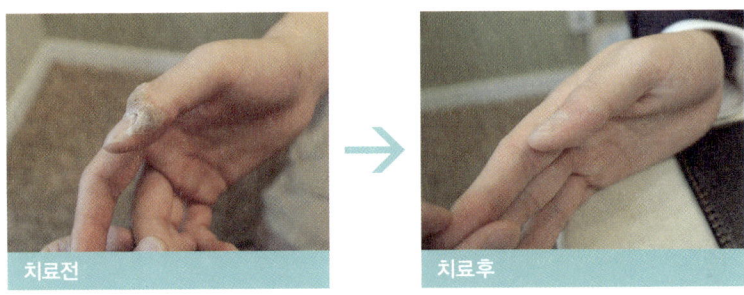

치료전 / 치료후

한약복용과 함께 주 1~2회 내원치료를 시작하였습니다. 약침치료와 침치료, 뜸치료를 병행하였으며 홈케어로 처방된 한방연고를 매일 2~3회 사마귀 환부에 사용하였습니다. 2009년 6월 29일 첫 내원 당시의 사진과 2009년 9월 28일을 마지막 내원시의 사진을 비교해보면 확연한 경과변화를 알 수 있습니다.

사례2

6살 남자 소아 아이의 왼쪽 엄지 손가락에 발생한 심상성 사마귀 치료사례입니다. 1년전에 발생한 왼쪽 엄지 손가락의 손톱사마귀로 인해 손톱 조직의 변형까지 발생하고 있었습니다. 생기한의원 내원 전까지 지속적으로 서양의학적인 치료를 받았음에도 불구하고 사마귀가 점점 더 커지면서 손톱의 변형도 더욱 심해졌다고 합니다.

　서양의학적인 치료는 초기 2차례에 걸쳐 냉동치료를 실시하였으나 통증이 극심하여 이후 6개월 동안 사마귀 부위에 블레오마시인 주사치료를 정기적으로 시술하였다고도 합니다. 하지만 6살 아이가 감당해야 하는 통증에 비해 치료 경과는 미미하던 차에 생기한의원에 2014년 4월 4일 내원하셨습니다.

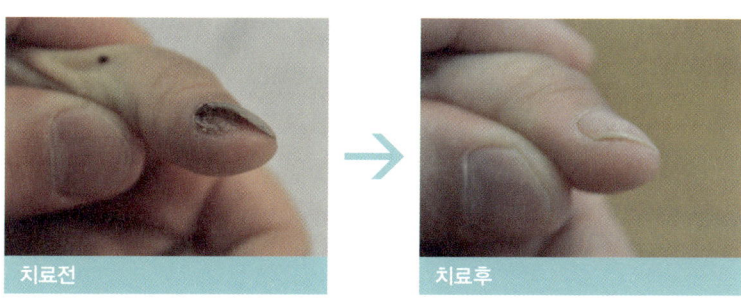

치료전 → 치료후

　한약복용과 함께 주 1회 내원치료를 시작하였습니다. 통증에 대한 트라우마로 인해 가장 통증이 약한 아큐건을 이용한 침치료를 유침없이 시술하였으며 홈케어로 처방된 한방연고를 매일 2~3회 사마귀 환부에 사용하였습니다. 또한 처방된 입욕제를 이용해서 수욕을 주 4~5회 20분 내외로 하였습니다.

　2014년 4월 4일 첫 내원 당시의 사진과 2014년 10월 15 마지막 내원시의 사진을 비교해보면 확연한 경과변화를 알 수 있습니다. 사마귀가 제거되고 정상적으로 손톱이 재생되었음을 사진 상에서 확인할 수 있습니다.

곤지름 치료

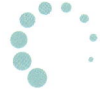

사례1

28세 남성의 곤지름 치료 사례입니다. 2013년 3월 처음 성기쪽으로 생겨난 곤지름 증상은 두달 사이에 주변으로 작게 다발성으로 퍼져나가서 개수를 셀 수 없을 정도가 되었습니다. 5월에 비뇨기과에서 진료를 받았는데, 증상이 너무 심해서 큰 대학병원을 가라고 권유를 받고 고민하다, 2013년 5월 말에 생기한의원에 내원하였습니다.

한약복용을 하며 주 1회 한의원에 내원하여 약침, 침, 뜸치료를 받았으며, 홈케어로 집에서 입욕제를 사용한 목욕을 하며, 사마귀 환부에 처방된 한방연고를 매일 3회 정도 발랐습니다. 2013

년 5월 말 사진과 2013년 6월말 사진을 비교해보면 한 달만에 대부분의 증상이 소실이 되었다는 것을 확인할 수 있습니다.

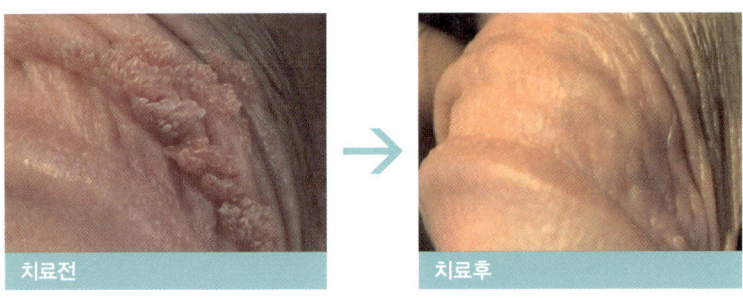

치료전 → 치료후

사례2

3세 여아의 소아곤지름 치료사례입니다. 2년 전부터 생식기쪽에 곤지름 증상이 생기기 시작해서, 점차 개수가 늘어나면서 항문쪽으로 번지기 시작했고 항문을 거의 다 덮을 정도로 사마귀 개수가 늘어났습니다.

2014년 2월쯤 대학병원에서 피부연화제 성분의 사마귀 크림을 처방 받아서 3개월 정도 꾸준히 사용하여 사마귀가 번지는 것은 좀 덜하였으나 생식기, 항문쪽 피부가 붉어지는 증상이 있었으며, 근본적인 치료가 되지 않는 것 같아, 2014년 5월 22일에 생기한의원에 내원했습니다.

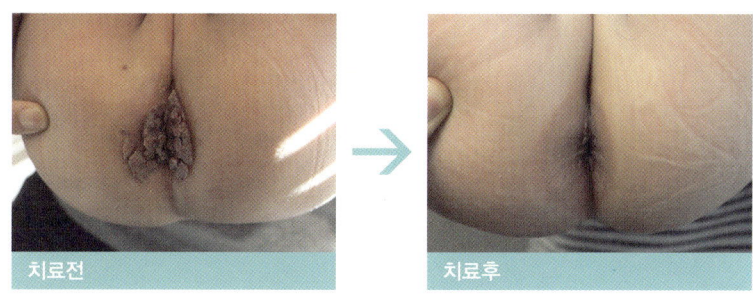

치료전 → 치료후

　소아용 증류한약 복용과 함께, 홈케어로 입욕제를 사용한 좌욕을 하며 환부에 처방된 한방연고를 매일 3회정도 사용하였으며, 3개월 후부터는 격주 간격으로 약침치료를 병행하였습니다. 2014년 5월 22일 첫 내원시의 사진과 2015년 4월 18일 마지막 내원시의 사진을 비교해보면 확연한 경과변화를 알 수 있습니다.

곤지름 뜸 치료과정 입체 영상 이미지

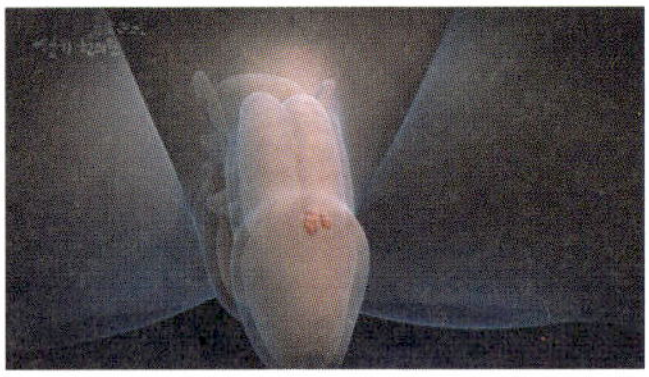

곤지름 뜸치료-1 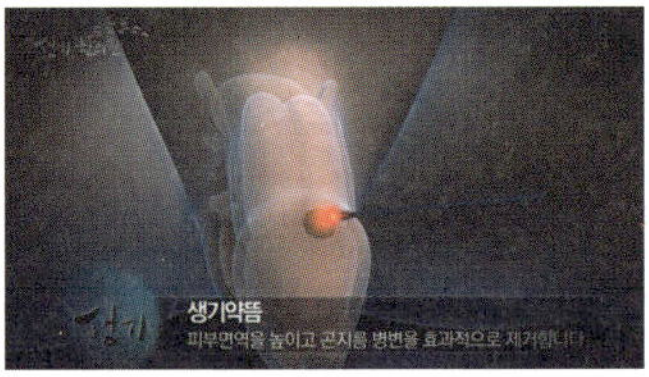 → 곤지름 뜸치료-2

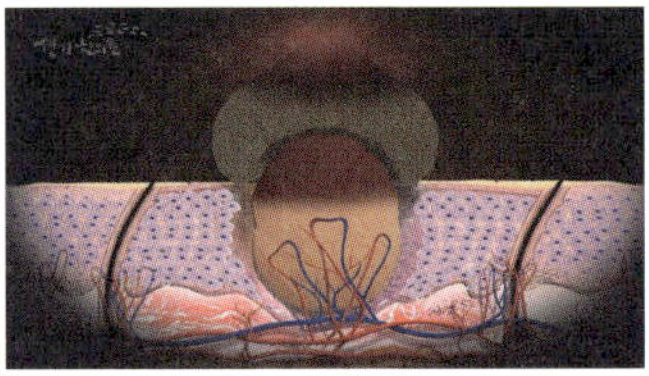

곤지름 뜸치료-3 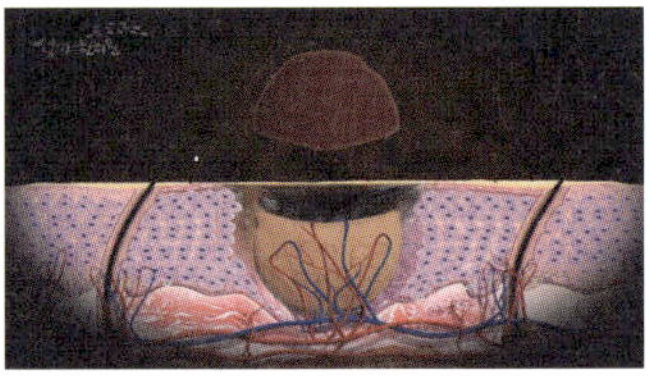 → 곤지름 뜸치료-4

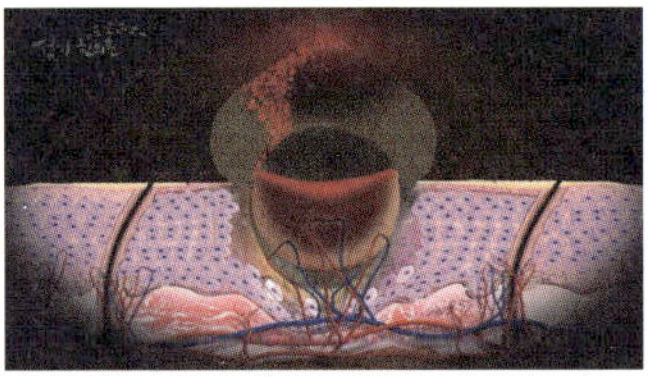

곤지름 뜸치료-5 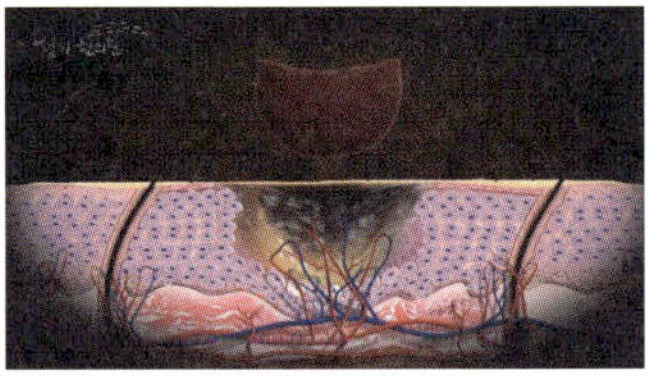 → 곤지름 뜸치료-6

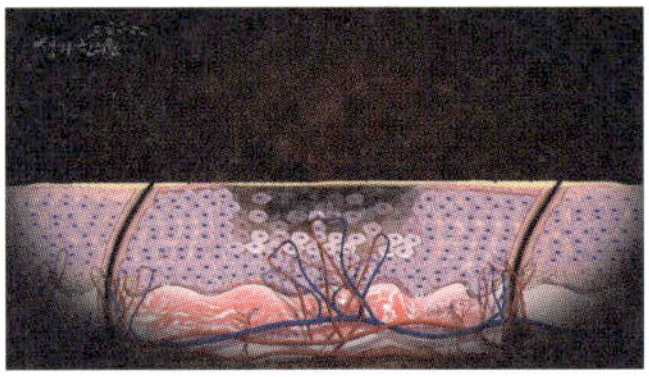

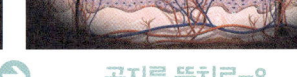

곤지름 뜸치료-7 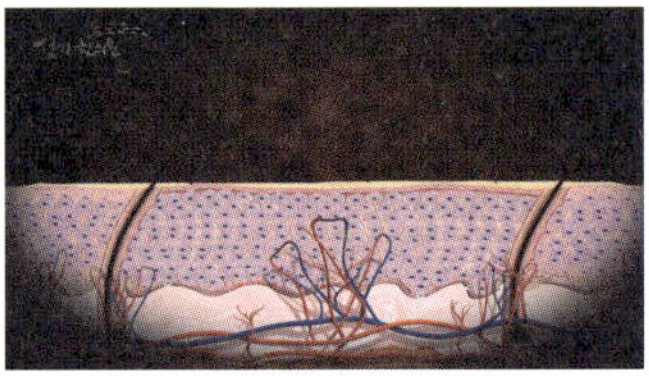 → 곤지름 뜸치료-8

* 생기한의원 자체적으로 제작한 우리나라 최초의 사마귀 치료과정 입체 영상 자료에서 캡쳐한 것입니다.

3
누구나 사마귀를
완치할 수 있다

사마귀에 대해 궁금한 Q&A

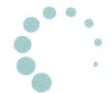

---

1. 사마귀는 왜 생기나요?

어느 날 갑자기 자신의 몸이나 아이에게 사마귀가 생기면 당혹스러울 수밖에 없는데요. 유전되는 질환이거나 암과 같은 종양세포는 아니니 그리 크게 걱정할 것이 없습니다. 사마귀는 기본적으로 바이러스에 의한 감염 질환입니다. 피부 또는 점막에 사람유두종 바이러스(human papilloma virus, HPV)의 감염이 발생하여 피부 표피의 과다한 증식이 일어나서 발생합니다. 그렇다면 어떤 사람은 사람유두종 바이러스에 걸려 사마귀가 생기고 또 어떤 사람은 사람유두종 바이러스와 접촉해도 사마귀가 생기지 않는 것일까요? 그것은 바로 면역력의 차이에 있습니다. 바이러스에 접한다고 해서 모두 바이러스에 감염되는 것은 아니니까요.

사마귀의 종류에 따라 원인이 되는 유전자 형이 최근에 밝혀지고 있는 추세이며 종류로는 물사마귀, 편평사마귀, 수장족저사마귀(손발바닥 사마귀), 곤지름(콘딜로마, 성기사마귀), 심상성사마귀 등으로 분류하고 있습니다. 전염력이 있는 바이러스 질환이기 때문에 일상생활에서 사마귀 바이러스에 노출될 경우 면역력의 문제로 인해서 쉽게 발병할 수 있습니다. 사마귀 바이러스에 대한 면역력이 약하거나 몸의 전반적인 면역체계에 문제가 있을 경우 쉽게 발병하며, 전염력이 강해서 시작부위에서부터 점차 여러 부위로 퍼져나가게 됩니다.

따라서 사마귀는 평소 면역력을 떨어뜨리는 생활습관을 멀리하고 청결을 유지해야 예방할 수 있습니다. 사마귀가 생겼다면 당연히 근본적인 해결책은 바로 면역력을 끌어올리는 일입니다. 결론적으로 사마귀 질환은 면역력이 약한 분들이 사마귀 바이러스에 감염되어 표피의 과다한 증식이 일어나면서 생기는 질환입니다.

2. 사마귀는 제거수술을 받으면 괜찮지 않나요?

사마귀를 치료하는 방법에는 여러 가지가 있습니다. 그중에서 냉동 치료, 전기 소작술, 레이저 소작술 등으로 제거 수술을 하는 방법이 있습니다. 사마귀 병변을 직접적인 수술을 통해서 제거하는 방법들입니다. 한의원에 찾아오는 대부분의 환자들은 고통스러운 냉동치료와 레이저치료를 숱하게 받았음에도 불구하고 완치되지 않은 경우입니다. 특히 어린 아이들의 경우 제거수술에 따른 극심한 고통으로 인해 '병원 공포증'이 생기고 더 나아가 생활 전반에 걸쳐 의기소침해지기 쉽습니다.

사마귀는 바이러스 질환이기 때문에 직접적인 제거 수술을 통해서는 근본적으로 완전히 제거하지 못하고 잔존 바이러스가 남을 수밖에 없습니다. 눈에 보이는 사마귀를 제거했다고 하더라도 사마귀 바이러스가 다시 증식해서 사마귀가 재발하게 되며, 실제로 제거수술 후에 사마귀가 재발할 확률은 무척 높습니다. 또한 이러한 제거 수술들은 사마귀의 위치나 크기, 피부 상태 등에 따라서 피부에 영구적인 흉터를 남길 수 있습니다. 그리고 오히려 피부의 각질화 등을 유발하여 피부 조직을 치료가 더 어려운 상태로 만들기도 합니다. 따라서 사마귀 제거수술은 재발률이 높고, 흉터를 남길 수 있다는 점 때문에 권장할 만한 방법이라고 하기는 어렵습니다.

그럼에도 불구하고 사마귀 환자들은 왜 피부과 병원에서 제거 수술을 받으려고 할까요? 단기간에 치료효과를 보고 싶어 하기 때문입니다. 하지만 그런 성급한 태도가 사마귀를 키우고 고통을 가중시킨다는 점을 잊어서는 안 됩니다.

3. 사마귀는 다른 사람에게 전염이 되나요?

가족 중에 사마귀가 생기는 사람이 여럿 나오다 보면, '혹시 사마귀가 유전되는 질환인가?' 하고 의심할 수도 있는데 그렇지 않습니다. 다만 같은 공간에서 밀접한 접촉을 하며 생활하다 보니 감염된 것일 뿐입니다.

사람유두종 바이러스 질환인 사마귀는 당연히 다른 사람에게 전염이 됩니다. 불특정 다수가 사용하는 수영장, 찜질방, 목욕탕, 공공화장실 등에서 사마귀 바이러스에 노출되어 발병하는 경우가 많이 있습니다. 또 성기에 발생하는 사마귀인 곤지름(콘딜로마)의 경우 성관계를 통해 상대방에게 전염될 위험이 높습니다. 다만 사마귀 질환은 공기만 통해서는 감염되지는 않기 때문에 같은 공간에 머문다고 해서 전파되지는 않습니다. 긴밀한 접촉에 의해서 감염되기 때문에 사마귀 질환이 발생하면 다른 부위로 퍼지지 않도록 가급적 병변을 만지거나 뜯거나 자극하지 않는 편이 좋습니다.

전염이 되지 않기 위해서는 사마귀 병변과 직접적인 접촉을 피해야 하며, 가족 중에 사마귀 질환이 있을 경우에는 개인물품을 철저히 분리해 사용하는 것이 좋습니다. 또한 사람의 손이 자주 닿는 문 손잡이, 화장실 수도꼭지, 변기 레버, 냉장고 손잡이 등은 수시로 닦아주면 좋습니다. 곤지름(성기사마귀)의 경우에는 전염력이 강하며, 한 번의 성접촉으로 약 50%가 감염될 수 있기 때문에 배우자에 대한 철저한 검사와 치료가 필요하기도 합니다. 또한 사마귀 질환은 치료를 통해 겉보기에는 병변이 없어진 후에도 전염력이 존재할 수 있으므로 주의해야 합니다.

4. 사마귀를 한방으로 치료하면 재발하지 않나요?

현재 사마귀 질환의 원인인 사람유두종 바이러스를 치료하는 항바이러스 제제는 서양의학이든 동양의학이든 모두 존재하지 않습니다. 사마귀가 발생했을 때 어떤 치료방법을 선택하느냐는 환자 자신의 몫이지만 분명한 것은 서양의학의 사마귀 제거수술은 재발률이 높고 치료과정 또한 매우 고통스럽다는 것입니다.

한의학에서는 인체의 면역력을 높여서 바이러스를 극복할 수 있는 치료법으로 사마귀를 제거하고 사마귀가 재발하지 않도록 하고 있습니다. 실제로 사마귀의 발병 과정을 살펴보면, 지나친 음주나 흡연, 불규칙한 식사, 수면 부족 등으로 인해서 인체 면역체계가 제대로 작동하지 못하게 되고, 그에 따라 바이러스에 쉽게 감염되어 발병합니다. 따라서 한의학에서는 일시적인 시술로 사마귀를 제거한다 해도 잔존해 있는 바이러스로 인해서 재발

가능성이 크다고 보고, 침, 뜸, 한약 등을 통해 우리 몸이 스스로 바이러스를 이겨낼 수 있도록 돕는 치료를 합니다.

그래서 한의학의 사마귀 치료는 하루아침에 사마귀를 없애는 마법을 부리지 못합니다. 사마귀의 심각성, 환자의 면역 상태에 따라 짧게는 몇 주, 길게는 몇 개월 이상의 치료기간이 소요됩니다. 침과 뜸을 환부에 시술해서 사마귀를 직접 치료하는 한편, 한약을 통해서 몸의 전반적인 면역체계를 바로잡아서 피부재생력과 면역력을 높이는 치료에는 시간이 걸릴 수밖에 없습니다. 최근에는 다양한 약침도 개발되어 치료효과를 높이고 있습니다. 이러한 종합적이고 근본적인 치료법을 통해서 사마귀가 다시 재발하지 않도록 하는 것이 한의학적 치료법입니다.

5. 아토피 환부에 물사마귀가 났는데 어떻게 해야 하나요?

물사마귀는 다른 사마귀들과는 원인이 되는 바이러스 종류가 다릅니다. 사람유두종 바이러스에 의해서 발병하는 다른 사마귀들과는 달리 물사마귀는 몰로스컴 바이러스(Molluscom virus, MCV)에 의해서 발병합니다.

같은 바이러스 질환인만큼 면역력의 문제가 원인이 되어서 발병하지만 바이러스 종류가 다르기 때문에 물사마귀는 주로 어린 아이들에게 자주 발생합니다. 특히 아토피 피부염이 있을 경우에 환부의 피부 상태가 다른 부위보다 면역력이 떨어지기 때문에 물사마귀가 발생하기 쉽습니다. 소아의 경우 아토피 환부에 물사마귀가 발생하면 가려움증이 더욱 심해져서 긁거나 손을 대게 됩니다. 이렇게 자꾸 손을 대거나 긁어 상처가 나면, 해당 부위 주변 피부조직의 손상을 통해 물사마귀가 번지거나, 세균 등의 2차 감염이 생길 수 있습니다. 또한 물사마귀가 커지거나 많이 번졌을 경우 시술로 인한 흉터가 남을 염려도 있으므로 아토피 환부에 물사마귀가 발생하면 조기에 치료하는 것이 좋습니다.

이때 조심할 것은 아토피 치료법입니다. 오늘날 피부과에서 주로 이루어지고 있는 아토피 치료는 피부의 면역력을 억제하는 것입니다. 하지만 이는 아토피를 일으키는 근본적인 원인을 규명하지 않은 채 면역반응을 억제하여 일시적으로 증상만 완화시키는 대증적인 치료입니다. 아토피 역시 항히스타민제나 스테로이드제 등을 통해 일시적으로 증상을 완화시키는 것은 근본적인 치료와는 거리가 멉니다.

6. 발바닥에 난 티눈과 사마귀의 차이점은 무엇인가요?

티눈은 손과 발 등의 피부가 마찰 혹은 압력의 기계적인 자극을 지속적으로 받아서 각질이 증식되어 원뿔모양으로 피부에 박혀 있는 것을 말합니다. 발바닥에 티눈이 발생할 경우에 보행시 압력이 가해지면 통증이 발생하며, 각질을 깎아내면 중심핵이 보이는 특징이 있습니다.

두터워진 각질로 인해서 사마귀와 외형적으로 거의 유사해 보이나 사마귀와는 달리 바이러스 질환이 아니기 때문에 원인이 되는 압력이나 마찰이 제거되면 자연적으로 개선되는 경향이 있습니다. 중심핵이 제거되면 재발되지 않고 완치가 가능한 티눈과 달리 사마귀의 경우에는 겉으로 보이는 증상이 좋아져도 잔존 바이러스에 의한 재발 위험이 있습니다. 또한 외형적으로 볼 때 티눈이 중심핵을 보이는 것과 다르게 사마귀는 각질을 깎아냈을 때, 티눈과 달리 검은 점 모양의 점상출혈을 보이는 차이점이 있습니다.

마지막으로 보통 압력이 가해지게 되면 통증이 발생하는 티눈과 달리 사마귀 질환의 경우는 압력이 가해져도 통증이 발생하지 않습니다. 하지만 발바닥에 사마귀가 발생했을 경우 사마귀도 압력에 의한 통증이 유발될 수 있기 때문에 통증의 유무로 발바닥에 난 티눈과 사마귀를 구분 짓기에는 어려움이 있습니다.

7. 한방 치료로 사마귀를 완치하는 데 얼마나 시간이 걸리나요?

일반적으로 사마귀를 치료하는 데 걸리는 시간은 3~6개월 정도입니다. 하지만 바이러스 질환인 사마귀는 개개인마다 치료 과정이 다르고 경과도 다르게 나타납니다. 또한 사마귀의 종류나 개수, 크기, 위치에 따라서 차이가 큽니다.

물사마귀 종류는 비교적 빠른 시간 안에 치료가 종결됩니다. 하지만 손발톱 사마귀, 손발바닥 사마귀, 편평사마귀 등은 치료에 시간이 걸리는 경우가 많습니다. 환자분이 젊고 튼튼하며, 면역력이 좋은 상태에서 사마귀가 발생했다면 3개월 이내에도 완치가 가능합니다. 하지만 면역력이 약하고 다른 기저 질환이 있는 노인층이나 어린 소아 환자의 경우에 손발톱 뿌리 쪽으로 사마귀가 발병하면 6개월 이상의 기간이 소요될 수도 있습니다. 또한 같은 사마귀 종류라고 하더라도 초기에 한두 개 발생했을 때의 치료기간과 여러 부위로 사마귀가 퍼져 나갔을 때의 치료기간에는 많은 차이가 납니다.

따라서 사마귀가 발생했을 때는 초기에 빠르게 치료받는 것이 완치까지 걸리는 시간을 단축하는 최선의 방법입니다. 하지만 안타깝게도 대부분의 사마귀 환자들이 '이러다 낫겠지' 하는 마음으로 방치하곤 합니다. 일상적인 생활에 큰 불편함이 없기 때문이겠지요. 그리고 사마귀가 보기 싫다는 이유로 하루빨리 치료하고자 제거수술을 받곤 하는 데 이 또한 사마귀의 근본적인 치료와는 거리가 멉니다. 사마귀 발생 초기에 근본적 치료를 하는 것이 중요합니다.

8. 사마귀가 자연적으로 없어지는 경우도 있나요?

어린 아이의 경우, 성장하면서 면역력이 향상되고 사마귀가 자연적으로 없어지는 경우가 종종 있습니다. 이런 경우 때문에 사마귀는 그냥 두게 되면 자연스럽게 낫는다는 속설이 생겨나기도 했습니다. 하지만 사마귀가 이미 발생했다면 자연적으로 없어지기를 기대하는 것은 바람직한 치료법이 아닙니다.

사마귀는 바이러스 질환이기 때문에 한번 발생하면 잔존 바이러스까지 전부 극복되기 전까지는 바이러스가 증식되면서 언제든 새로운 사마귀의 발병으로 이어질 가능성이 있습니다. 따라서 사마귀가 초기에 한두 개 작게 났다가 없어질 수도 있지만 대부분 사마귀가 더 퍼지면서 크기도 커지고 개수도 많아지는 경우가 일반적입니다. 이런 경우 사마귀 치료에 더 많은 시간과 노력이 필요할 뿐만 아니라, 치료 후에는 영구적인 흉터가 남기도 합니다. 따라서 사마귀가 발생하면 남녀노소를 불문하고 조기에 치료를 적극적으로 시작하는 것이 효과적인 대처 방법입니다.

9. 사마귀에 바르는 외용제는 어떤 성분으로 만들어지나요?

사마귀에 사용하는 외용제도 사마귀의 종류나 부위, 크기, 피부 상태에 따라서 차이가 있습니다. 크게 두 가지 종류의 외용제로 구분할 수 있는데, 하나는 유황을 주성분으로 한 것이고, 다른 하나는 자초(紫草)를 주성분으로 한 것입니다.

유황을 주성분으로 하는 외용제의 경우에는 사마귀 바이러스를 억제하고 피부가 정상적으로 재생하도록 돕는 효능이 있습니다. 사마귀가 비교적 작고 조직이 부드러울 때에 사용하기 용이합니다. 《동의보감》에 따르면, 유황은 맛이 시고, 체증이 오래되어 덩어리가 지는 병과 사기(邪氣 : 부정한 기운)의 냉벽(冷癖) 등을 다스리고 뼈와 근육을 굳세게 한다고 합니다.

또한 자초를 주성분으로 하는 외용제의 경우에는 피부의 재생력과 보습력을 높이면서 국소적인 피부 면역력을 증강시키는 효능이 있습니다. 자초는 독성이 없고 차가운 성질을 가진 약초로서, 주로 차로 달여 마시거나 약탕에 넣어 음용합니다. 무엇보다 자초는 염증을 완화시키는 항염증 효과가 뛰어나며 원활한 혈액순환을 촉진하고 원기회복에도 도움을 줍니다. 자초를 주성분으로 만든 외용제는 사마귀가 비교적 크고 단단할 때 주로 사용합니다.

재발률 0%에 도전하는 생활 관리

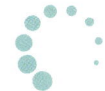

위생관리를 철저히 하자

면역력이 떨어진 상태에서는 사마귀 환자와 직접 접촉하거나 만진 물건을 통해 감염됩니다. 아이들의 경우 특히 면역력이 약하기 때문에 물사마귀를 직접 접촉하여 감염되는 경우가 많습니다. 심지어 발바닥에 생긴 사마귀는 감염된 사람에게서 떨어져 나온 바이러스가 수영장이나 목욕탕 바닥, 식당 같은 공용시설의 슬리퍼 등을 통해서 전염될 수 있습니다.

사마귀는 바이스러스에 의한 감염질환이라는 사실을 늘 잊어서는 안 됩니다. 주변에 사마귀 환자가 있는 경우라면 손가락을 빨거나, 손톱 주위를 뜯거나 손을 많이 긁는 경우에도 사마귀의 원인인 인유두종바이러스에 감염될 수 있습니다.

또 자신의 손과 발이나 얼굴에 난 작은 사마귀를 대수롭지 않게 여기고 방치하다가 그 숫자와 크기가 확대되는 경우도 많습니다. 특히 손·발톱 주위의 사마귀는 사마귀가 손·발톱 밑으로 파고 들어가 손·발톱 기형을 일으킬 수도 있으므로 각별히 주의해야 합니다. 물사마귀를 긁다가 터지면 그 주위 피부에 바이러스가 퍼질 수 있습니다.

특히 손톱깎이로 사마귀를 잘라내는 경우가 있는데, 사마귀가 다른 부위로 계속 번지거나, 다른 사람에게 전파될 우려가 있습니다. 게다가 세균에 의한 2차 감염도 일어날 수 있습니다.

일상생활에서 조금만 신경을 쓰면 바이러스 질환인 사마귀를 예방할 수 있습니다. 사마귀의 원인이 되는 인유두종 바이러스는 흔하지만 철저한 위생관리를 통해 사마귀로 발병하는 것을 막아야 합니다.

사마귀를 예방하는 위생관리

1. 다른 사람의 사마귀는 물론이고 자신의 사마귀도 만지지 않는다.
2. 가족 중에 사마귀 환자가 있다면 수건, 슬리퍼, 양말 등을 따로 사용한다.

3. 외출 후, 화장실 사용 후, 잠자기 전에는 항상 비누로 손과 발을 깨끗이 씻는다.
4. 아이에게 사마귀가 났을 때는 손톱으로 뜯거나 입으로 물어뜯지 않도록 주의시킨다.
5. 발에서 땀이 많이 나는 사람은 발을 자주 씻고 잘 말려 준다.
6. 습관적으로 손가락을 물어뜯거나 빨지 않도록 한다.

과로와 스트레스를 피하라

사마귀의 원인인 인유두종 바이러스에 감염되었다 하더라도 건강한 면역체계를 유지한 사람이라면 면역력에 의해 제거됩니다. 사마귀에 노출되었다고 해서 모두 사마귀에 걸리는 것은 아니라는 것이지요. 피부의 가장 바깥층인 각질은 각종 세균이나 바이러스 등의 침입을 막는 역할을 합니다. 또한 각질층을 뚫고 들어가더라도 몸속의 면역 시스템에 의해 대부분은 죽습니다. 하지만 어떤 이유에서건 피부와 몸 전체의 면역력이 약화되면 바이러스에 감염됩니다.

인유두종 바이러스의 평균 감염 기간은 9개월 정도이며, 감염자의 90%가 2년 이내에 특별한 치료 없이 자연적으로 치유됩니다. 그렇다면 인유두종 바이러스를 자연적으로 치유할 수 없는 10%의 사람들은 어떤 상태일까?

예전에는 면역력이 상대적으로 약한 어린이들에게 사마귀가 많았는데, 요즘은 어른들에게도 잘 생깁니다. 어린이에 비해 면역 체계가 완성된 성인에게서 사마귀의 발생이 잦다는 것은 그만큼 면역력이 떨어졌다는 반증입니다. 현대인들은 음주, 흡연, 과로처럼 면역력을 떨어뜨리는 생활습관에 젖어 있습니다. 적정한 수면 시간의 부족, 잦은 야근과 늦은 회식과 같은 불규칙한 생활도 면역력을 떨어뜨립니다. 피곤하다는 느낌이 들 때는 무조건 휴식을 취해야 합니다. 면역력이 떨어진 상태에서는 바이러스 감염을 이겨내기 힘들기 때문입니다.

면역력을 높이는 생활습관

1. 최소 7시간 이상 수면 시간을 취한다.
2. 과로와 회식, 야근 등을 피하고 규칙적인 생활을 한다.
3. 반신욕, 등산 가벼운 활동을 통해 스트레스를 해소한다.
4. 체온이 낮으면 면역력도 떨어지므로 체온 유지에 힘쓴다.
5. 쓸데없는 근심과 걱정은 훌훌 털어버린다.

체온이 떨어지면 면역력도 떨어진다

체온은 건강과 밀접한 관련이 있습니다. 체온이 1도 내려가면 면역력은 37퍼센트, 체내 효소의 기능은 50퍼센트로 뚝 떨어진다고 합니다. 건강한 사람의 체온은 평균 36.5도인데, 36.0도에서 37.0도까지 정상 범위로 간주할 수 있습니다. 건강한 사람과 아픈 사람의 체온을 측정한 그래프가 있는데, 20대부터 60대의 건강한 사람의 체온은 36~37도입니다. 80세 이상의 노인에게는 35.8~36.6도 정도인데, 활동량이 낮아지거나 근력이 떨어지면 체온도 역시 내려갑니다.

이처럼 체온의 차이는 어떻게 해서 일어나는 것일까요? 매일 활동적으로 살아가는 사람은 교감신경이 적절히 자극받고 대사가 항진되므로 혈액순환도 원활하여 체온이 올라갑니다. 따라서 체온을 측정한 결과 36.5보다 0.1~0.2도 정도 높다면 바쁘게 살고 건강 역시 좋다고 판단할 수 있습니다.

면역력을 높이고 병으로부터 우리의 몸을 지키기 위해서는 몸을 따뜻하게 하는 음식을 섭취하고 몸이 차지 않게 생활해야 합니다. 저체온에서 탈피하여 열을 내는 과정, 이것은 결국 병이 낫는 반응입니다.

사마귀는 면역력이 떨어진 상태에서 사람유두종 바이러스에 감염되기 때문에 생긴다고 했는데, 면역력을 높이는 방법 중 하나가 적정 체온을 유지하는 것입니다. 또 체온이 떨어지면 '면역력이 떨어지고 있구나' 하고 체온을 끌어올리는 생활습관을 고민해봐야 합니다.

열을 내기 위해서는 규칙적으로 운동을 해주는 것이 좋습니다. 30분 내지 1시간만 몸을 움직여도 몸은 땀으로 흠뻑 젖게 되는데, 매일 하면 좋지만 그렇지 못할 경우 일주일에 3회 정도는 해줘야 합니다. 또 체온보다 조금 높은 온도의 물에서 반신욕을 하거나 틈틈이 스트레칭과 체조를 하면 좋습니다.

적당한 햇빛을 자주 쬐어야 한다

피부가 햇빛을 쬐면 자외선에 의해 비타민 D가 합성됩니다. 비타민 D는 달걀노른자, 간, 생선 등에도 들어 있지만 대부분은 햇빛(자외선)이 피부에 자극을 주면 비타민 D 합성이 일어납니다. 그러나 비타민 D를 합성하는 데 필요한 햇빛의 양은 일상생활을 통해서 충분히 얻을 수 있습니다. 반드시 지나치게 일광욕을 해야 할 필요는 없지요.

햇빛은 우선 피부 진피층 아래 깊은 곳까지 침투해서 치유력을 발휘하고 피부조직의 재생력을 극대화합니다. 게다가 각종 세균과 바이러스, 진균 등을 소독하고 제거하며 알레르기 반응을 억제하는 역할도 합니다.

또 햇빛에 오래 노출되면 피부가 검어지고 각질층이 두꺼워집니다. 피부가 자외선을 차단하기 위해 각질층을 두껍게 만드는데, 결과적으로 피부가 외부 자극에 강해지지요. 또한 피부 속 멜라

닌 색소가 늘어나 검을수록 외부 자극에 대한 방어 능력이 높아집니다. 지속적으로 햇빛에 노출되는 것만으로도 피부는 튼튼해집니다. 하루 30분~1시간 정도의 일광욕은 피부의 각질을 두껍게 하고 피부를 건강한 조직으로 유지시키는 데 기여합니다. 물론 지나치게 자외선에 노출되면 피부암과 피부노화를 유발할 수 있습니다.

비타민 D를 합성하기 위해 필요한 햇빛은 보통 얼굴, 손, 발 등의 부위를 일주일에 2~3회씩 화상을 입을 정도의 25% 강도로 노출하면 됩니다. 즉 1시간 내에 피부에 화상을 입는 사람이라면 15분간 일광욕을 하면 됩니다.

계절에 따른 일광욕 방법은 다음과 같습니다. 햇빛이 강한 한여름에 갑자기 일광욕을 하면 화상을 입기 쉽기 때문에 봄부터 서서히 하루에 30분 이내로 햇빛에서 활동하면서 피부의 적응력을 높여줘야 합니다. 6~7월이 되어 갑자기 야외활동을 늘리면 지나친 자외선 노출로 인해 피부가 새빨갛게 부풀어 오르고 수포가 생기는 화상을 입을 수 있고 나중에는 피부가 벗겨지고 피부염이 발생할 수 있습니다.

일광욕을 할 때 주의사항

1. 첫날에는 10분 정도만 햇빛을 쏘이고 그늘에서 쉰다.

2. 갑자기 강한 햇빛에 노출되지 않는다.
3. 해수욕을 할 때는 햇빛이 강렬한 12~3시 사이는 피한다.
4. 피부질환이 있는 사람은 자외선 차단제가 염증을 유발할 수 있다.
5. 매일 조금씩 시간을 들여 천천히 피부를 태운다.

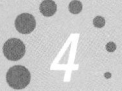

함께 한
사마귀 치료의 길

사마귀로 사라졌던
발톱을 되찾다

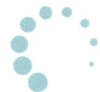

치료사례 1 : 정다운 (남, 30세, 본명)

작년 여름이었습니다. 영화배우처럼 잘생긴 젊은 남자분이 미모의 부인과 함께 진료실로 들어오셨습니다. 사마귀 치료를 위해 방문하셨다는데 깔끔한 외모와 달리 보여주신 발 피부의 사마귀 증상은 상당히 심각했습니다.

5년 전 군복무 시절 한쪽 발에서 시작된 발의 사마귀는 시간이 지나면서 점차 크기와 개수가 늘어났다고 합니다. 1년 전 피부과의원에서 냉동시술과 레이저시술을 받았지만 얼마 후 재발하고 소용이 없었습니다. 처음 한의원에 내원했을 때 우측 발에는 지름 2~3cm의 큰 사마귀가 두 개, 기타 작은 사마귀들은 셀 수 없었습니다. 좌측 발바닥 발가락 외측으로 옮아간 사마귀는 좌측 새끼발가락 부분을 침범해서 1,2년 전부터는 새끼발가락의 발톱이 아예 사라졌으며, 다른 발가락 발톱에도 침범 중이었습니다. 게다가 좌측 발목 복숭아뼈 부위까지 사마귀가 번져가고 있었습니다. 과연 사마귀가 어디까지 심해질지 알 수 없는 상황이었습니다.

정다운 씨는 그 동안 피부과 치료를 받으면서 많이 낙담한 상태였습니다. 평생 사마귀를 달고 살아야 한다는 불안감에 휩싸여 있었던 것이지요. 처음 한의원에 찾아왔을 때 치료를 열심히 하면 충분히 완치될 수 있다는 믿음을 심어주었습니다. 그 후로 주 1,2회씩 내원치료를 하고 집에서도 족욕을 열심히 하고, 한약도 꾸준히 복용했습니다. 치료 중간에 해외여행을 갔을 때에도 잊지 않고 반신욕을 열심히 하고, 한약도 잘 챙겨드셨습니다. 중간에 엄지손가락에 사마귀가 생겨서 놀라기도 했지만 다행히 초기에 생기자마자 치료해서 2,3주 만에 손가락 사마귀는 소실되었습니다.

하지만 변수가 생겼습니다. 2달 정도 치료를 열심히 진행하면서 이제 좀 호전반응이 생길 시점이라고 생각하던 차에 선박의 항해사였던 환자분이 6개월 동안 근무를 떠나게 되셨습니다. 그냥 내과적인 질환도 아니고 내외부를 함께 챙겨야 하는 질환인

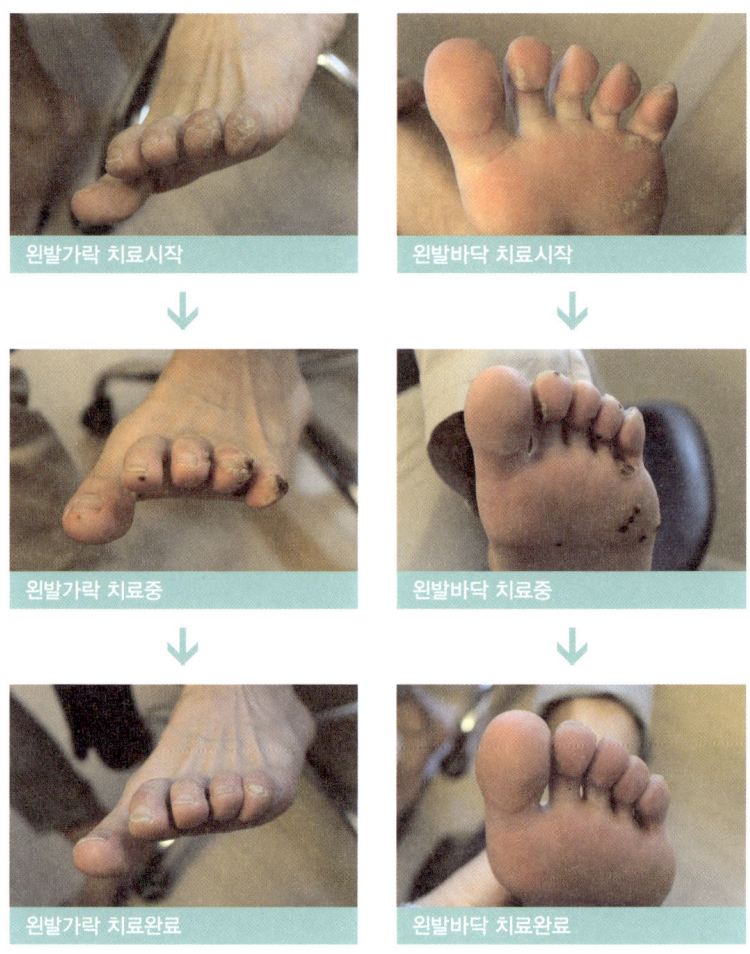

사마귀에서 과연 6개월이라는 시간을 어떻게 극복해야 할지 걱정이 많았습니다. 하지만 한약을 꾸준히 복용하고, 배안에서 족욕과 운동, 식이조절을 열심히 하면서 6개월이라는 시간이 흘렀

습니다.

한해가 가고 5월이 되었습니다. 어느 날, 6개월의 항해를 마치고 환자분이 부인과 함께 내원하셨습니다. 진료실에 두 분이 들어오고, 큰 기대를 하지 않았던 저에게 환자분이 묘한 미소를 보이시면서 양말을 벗고 발을 보여주셨습니다. 정말 순간적으로 감탄사가 절로 나왔습니다. 사마귀와 각질로 뒤덮여있던 발이 정말 깨끗한 아기발이 되어 있었습니다. 더 놀라운 사실은 몇 년간 없어져서 돌아올 수 없을 줄 알았던 새끼발톱이 멀쩡하게 새로 돋아난 것입니다. 무엇보다 정다운 씨는 한방 치료를 하면서 이전보다 몸이 건강해지고 전체적인 피로도가 덜해졌다고 했습니다. 그뿐만이 아닙니다. 내적으로는 자신감을 회복해서 당당해지고, 또 자신의 몸을 진정으로 아끼고 사랑하게 되었다는 말을 덧붙였습니다. 한의학적 치료를 하는 한의사의 입장에서 무한한 보람을 느꼈습니다. 사마귀가 생겼을 때 부디 많은 분들이 고생하지 않고, 초기에 한의학적 치료를 통해 완치의 기쁨을 누리셨으면 좋겠습니다.

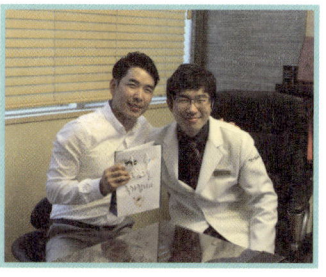

- 생기한의원 부산점 윤정제 원장

자꾸 재발하는 사마귀, 냉동 치료는 답이 아니다

치료 사례 2 : 오지현(3세, 여, 가명)

선한 눈빛의 아이 어머니와 함께, 만 3살의 천진난만한 여자 아이가 진료실에 들어왔습니다. 저는 아직 미혼이라서 그런지 소아 치료시에 긴장을 많이 하는 편입니다. 아이가 울어버리면 달래느라 진땀을 빼곤 하지요. 다행히 지현이는 진료실로 들어오면서 인사도 잘하고 방긋방긋 잘 웃었습니다.

돌쟁이 아기일 때부터 지현이는 오른쪽 4번째 손톱 옆에 사마귀를 키우기 시작했습니다. 어릴 때부터 작고 가녀린 아이였던 지현이는 면역력이 약해서인지, 안타깝게도 사마귀 바이러스를 몰아내지 못했던 것이지요. 이 세상의 여느 위대한 부모들처럼 지현이 부모님도 백방으로 치료 방법을 찾으셨지요. 일반적인 사마귀 치료법인 냉동 치료를 두세 살짜리 어린이가 받기에는 너무 가혹합니다. 심한 통증이 동반되기 때문이지요. 고사리같이 작은 손이 얼마나 아팠을까요. 하지만 모두의 바람과는 달리, 이내 곧 재발하고 말았고, 종합병원에서는 항암제의 일종인 블레오마이신 치료를 포함해 총 5번 정도의 고통스러운 치료를 받았답니다.

재발하는 사마귀 때문에 마음이 아프셨던 지현이 어머니는 가까운 생기한의원 노원점으로 내원하셨습니다. 맥진과 생기한의원 사마귀 문진표를 통해 살펴본 결과, 지현이는 신장이나 몸무게가 평균 이하일뿐더러, 비염도 있고 밥도 잘 안 먹는, 면역기능 저하의 증상을 여러 가지 가지고 있었어요. 비강내 점막 또한 피부와 같은 조직이기 때문에 비염은 피부 말단까지 우리 몸의 바른 기운(正氣)이 도달하지 못하고 장벽을 튼튼하게 만들지 못해 나타나는 것이지요. 지현이는 콧물, 재채기 등의 점막 과민반응이 만성화되어 있었고 귀에서도 물이 흐르는 만성중이염도 가지고 있었어요.

아이의 손에 작은 생기약뜸 치료와 침 치료를 하려고 하자 그 전까지 생긋 웃던 아이가 갑자기 병원이 떠나갈 정도로 울기 시작했습니다. 겨우 달래서 소아 침 치료까지 하니 지현이도, 지현이 어머니도, 저도, 직원들도 녹다운이 되었었지요. 지현이는 항상 진료실까지는 씩씩하게 들어와서 인사도 방긋방긋 잘했지만 치료만 하려고 하면 엉엉 울곤 했습니다. 예전에 냉동 치료나 주사치료에 대한 아픈 기억 때문에 쉽사리 고사리 손을 내어주지 않았던 것이지요. 나중에는 조금 더 아이가 친근하게 대하는 설재은 원장님께서 주로 치료를 맡아주셨어요.

그때마다 뽀로로 밴드와 비타민 캔디로 달래가며, 가끔은 엄마와 간호사 선생님들이 손을 못 빼게 꽉 누르고 치료하기도 했어요. 나중에는 진료실 TV에 애니메이션을 틀어놓고 치료했는데, 점점 그때만큼 아프지 않다는 것을 알게 된 지현이는 넋놓고 애니메이션을 보면서 치료도 잘 받게 되었지요.

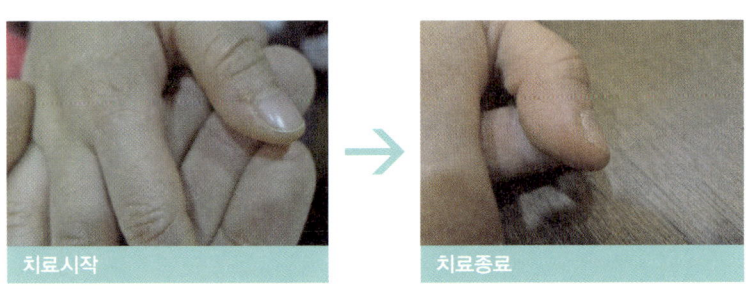

지현이를 사랑하는 주위의 모든 사람들과 생기한의원 노원점 가족들의 희망처럼 지현이 손톱 옆에 있는 작은 사마귀들은 치료 개시 후 3개월 정도 되었을 무렵부터 떨어지기 시작했어요. 이

때부터는 엄지 손톱 옆의 작은 사마귀를 시작으로 넷째손가락의 사마귀도 이내 곧 떨어졌습니다. 그리고 여러 번 재발했던 네 번째 손톱 아래의 사마귀도 치료를 시작한 지 5개월 정도 되던 날 지현이의 몸에서 떨어져 나갔습니다. 지금은 재발되는지 아니면 뿌리까지 다 뽑혀 나왔는지 지켜보는 중이에요.

그리고 기본적으로 면역력을 키우는 치료를 위해, 탕약 처방을 하다 보니 부수적으로 비염도 호전되는 결과를 얻었습니다. 콧물, 재채기와 밤에 콧물이 뒤로 넘어가는 후비루 증상도 호전되었지요. 비염이 있는 경우 입으로 숨을 쉬게 되어 턱도 앞으로 나오는 등 외모에도 영향을 미치고 또 성장 부진을 유발하기도 합니다. 또 반복되는 만성 삼출성 중이염 또한 예전에는 귀에서 물이 많이 나올 때에는 병원에서 처방받은 항생제를 복용했지만, 지금은 항생제를 복용하지 않아도 됩니다. 현재는 만성 중이염에 대해서도 한약으로 전환하여 치료중이에요. 소화력도 많이 개선되니 밥도 잘 먹게 되어 가끔은 어머니도 깜짝 놀랄 만큼 대변의 양도 많아졌어요.

사마귀 생기치료는 단순히 사마귀를 제거하는 치료가 아니라, 인체의 균형을 스스로 찾게 하는 치료입니다. 몸의 균형을 바로잡고 면역력을 키우면 사마귀 또한 자연스럽게 떨어져나가는 원리입니다. 지현이는 아마 지금 나이가 어려서 손가락에 사마귀가 있었다는 사실을 잘 기억도 못하겠지만 먼 훗날 생기한의원에서 지긋지긋한 사마귀 치료를 끝냈다는 점을 알아주면 좋겠습니다. 고생 많았어, 지현아.

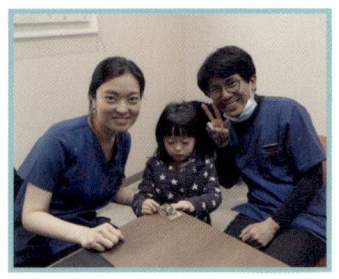

– 생기한의원 노원점 정대웅 원장

사마귀가 사라지자
자신감을 되찾은 아이

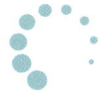

치료 사례 3 : 남성진(11세, 남, 가명)

2013년 10월, 초등학교 다니는 남성진 군이 찾아왔습니다. 약 2년 전부터 손과 발에 사마귀가 계속 번지고 있는데 대학병원에 가도 별 소용이 없다면서 걱정이 이만저만이 아니었지요. 물론 생명을 위협하는 심각한 것은 아니었지만 아이가 자꾸 사마귀를 신경 쓰고 자신감이 없어지며 공부에 집중하지 못하는 것 같아 부모님은 애가 타는 모양이었습니다.

그동안 치료를 어떻게 받았느냐고 물어보니 여느 사마귀 환자와 크게 다르지는 않았습니다. 기존에 대학병원에서 냉동 치료를 하였으나 호전 없이 계속 재발하고 있는 상태였고 내원 당시에도 이틀 전까지 냉동 치료를 하고 온 상태였습니다. 그래서인지 처음 진료실에 들어왔을 때 치료에 대한 경계심과 공포심이 가득한 눈빛이었지요. 진료시간에도 계속 두리번거리면서 불안한 모습을 보였습니다.

그래서 부모님께 기존의 냉동 치료를 어떤 방식으로 했는지 물어봤습니다. 저는 부모님의 대답을 듣고 너무 안타까웠습니다. 부모님과 병원 간호사들이 함께 아이를 움직이지 못하도록 단단히 결박하고 치료했다는 것입니다. 그러고 나면 아이는 아픔에 울다가 지쳐 힘들어 하고 치료 후에는 냉동 치료를 한 부분에 지속적인 통증을 느껴 제대로 걷지도 못했다고 했습니다. 사마귀가 심해지기 전에는 좋아하던 태권도도 꾸준히 했으나 냉동 치료한 이후부터는 태권도도 못다닐 정도라고 하니 마치 제 일처럼 가슴이 아파왔습니다.

그래서 저는 성진이 부모님께 한방치료의 장점에 대해서 먼저 설명해드렸습니다. 통증은 있을 수 있으나 냉동 치료처럼 오래 가지 않고 30분~2시간 정도면 괜찮아진다고 했지요. 물론 성진이

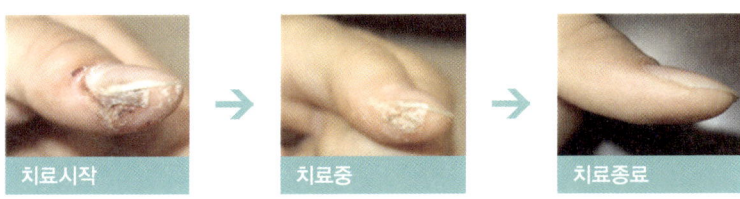

에게도 더 어린 꼬마들도 치료를 씩씩하게 잘 받고 사마귀가 없어진 경우가 많으니 걱정 말라고 했지요. 그러나 아이는 아직도 경계하는 눈빛으로 나를 계속 쳐다보기만 했습니다.

　1주일 후 처음 치료하는 날, 진료실에 들어서는 순간 부모님과 아이는 마음의 준비를 단단히 한 것처럼 보였습니다. 냉동 치료처럼 통증이 극심할 것으로 예상했기 때문이지요. 하지만 생기한 의원의 사마귀 치료는 예상과는 달리 통증이 극심하지 않고 오래 지속되지도 않아 조금은 안심하는 눈치였습니다. 치료 후 한의원을 나서는 아이에게 괜찮냐고 물었더니, 아프긴 하지만 냉동 치료보다는 아프지 않다고 얘기하면서 다행이라는 표정으로 돌아갔습니다.

　첫 번째 치료를 한 지 1주일이 지나지 않았는데 아이 부모님으로부터 연락이 왔습니다. 발을 크게 다쳤다는 것이었습니다. 그래서 당장 아이를 데리고 오라고 한 후 상태를 확인해보니 발톱 아래의 거대한 사마귀가 찢겨져 나갔더군요. 그래서 부모님께 어떻게 된 일이냐고 여쭤보니 지난 번 치료 후 통증이 심하지 않아 좋아하던 태권도를 다시 시작했다고 했습니다. 그러나 태권도 발차기를 하는 도중에 엄지발톱의 사마귀 부분이 찢겨졌고 부모님은 깜짝 놀랐던 것이지요. 그래서 일단 봉합수술을 시행해야 될 것 같다고 말씀드리고 봉합수술이 가능한 병원으로 보냈습니다.

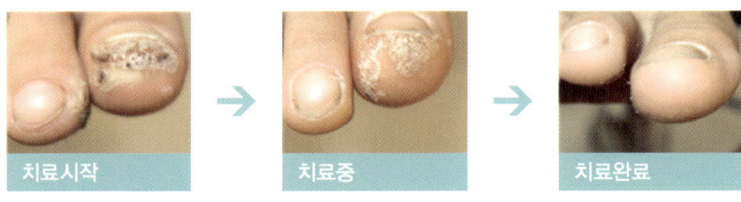

| 치료시작 | 치료중 | 치료완료 |

　1주일 이후 성진이가 부모님과 함께 다시 내원했는데 발가락 전체를 붕대로 감고 있었습니다. 어떤 치료를 했는지 여쭤봤더니 정형외과에서 봉합수술을 하면서 사마귀 절제술까지 함께 받았다고 했습니다. 아이가 얼마나 아팠을까 생각하면 가슴이 아팠지만, 이미 절제 후의 상황이니 다른 방법이 없었지요. 그래서 수술 부위를 제외하고 손과 다른 발의 사마귀만 지속적으로 치료했습니다.

　이후 1~2개월이 지나면서 다친 발을 제외한 사마귀들은 점점 호전되면서 떨어져 나갔지만 봉합수술을 시행했던 부분에서는 새살이 돋아남과 동시에 사마귀가 새로 자라나고 있는 것이 관찰되었습니다. 그래서 다시 그 부분까지 같이 치료에 들어갔습니다. 이후 총 6개월간의 치료가 끝나고 손과 발, 그리고 절제술을 시행했던 부분의 사마귀도 모두 사라지고 나서 치료를 끝냈습니다.

　물론 아이가 한의원에서 시술받는 동안 무척 힘들어했지요. 냉동 치료보다 낫긴 했지만 통증 때문에 치료 도중 여러 번 쉬어야 했지요. 치료 초반에는 항상 보호자와 함께 치료를 받았는데

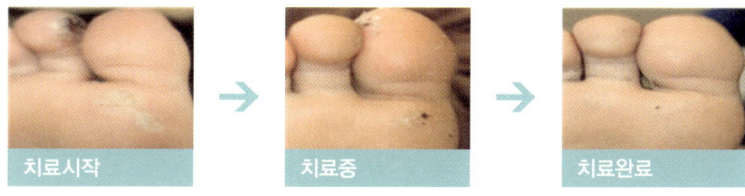

아이는 아프다는 표현을 잘 못했습니다. 하지만 치료 후반으로 접어들자 아이는 아프다는 표현을 적극적으로 하면서 부모 없이 혼자서 치료하기도 했습니다.

나중에 부모님께 여쭤보니 사마귀 치료가 끝나갈 때 쯤 아이가 자신감이 많이 생겼다고 했습니다. 손과 발에 사마귀가 있었을 때는 사마귀 때문에 창피했는지 약간은 내성적인 성격이었다는 것입니다. 그런데 사마귀가 치료가 끝나가자 매사에 적극적이고 활발한 아이로 바뀌었다고 했습니다. 사마귀는 단순히 사마귀가 난 부위의 신체적 질병이 아니라 아이의 정서와 감정에도 영향을 미치기 때문에 결코 쉽게 여겨서는 안 됩니다. 아이가 좀 더 자신감을 갖고 친구들과 원만하게 지내기 위해서라도 사마귀는 반드시 적절하고 효과적인 방법으로 치료되어야 합니다.

– 생기한의원 수원점 이재휘 원장

발바닥 사마귀의
고통을 끝내다

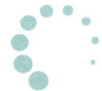

치료 사례 4 : 강병진(31세, 남, 가명)

그 동안 많은 사마귀 환자분들을 진료했습니다. 정말 심한 사마귀로 고생하는 분들도 많았고, 피부과에서 냉동 치료로 고통 받다가 겨우 부모님 손에 이끌려온 어린 친구들도 여럿 있습니다. 수년간 반복되는 재발에 희망 없이 혹시나 하는 마음으로 생기한의원을 찾아주신 분들도 있고, 사마귀의 전염성 때문에 예쁜 아기를 얻고도 불안해하던 아이 아빠 등 가슴 아픈 사연들이 참 많습니다. 그냥 단순한 사마귀일 뿐이지만 누군가에게는 엄청난 고통이고 괴로움이 된다는 사실을 옆에서 수없이 지켜봐왔습니다. 그 중에서도 가장 기억에 남는 순간은 처음으로 사마귀 진료

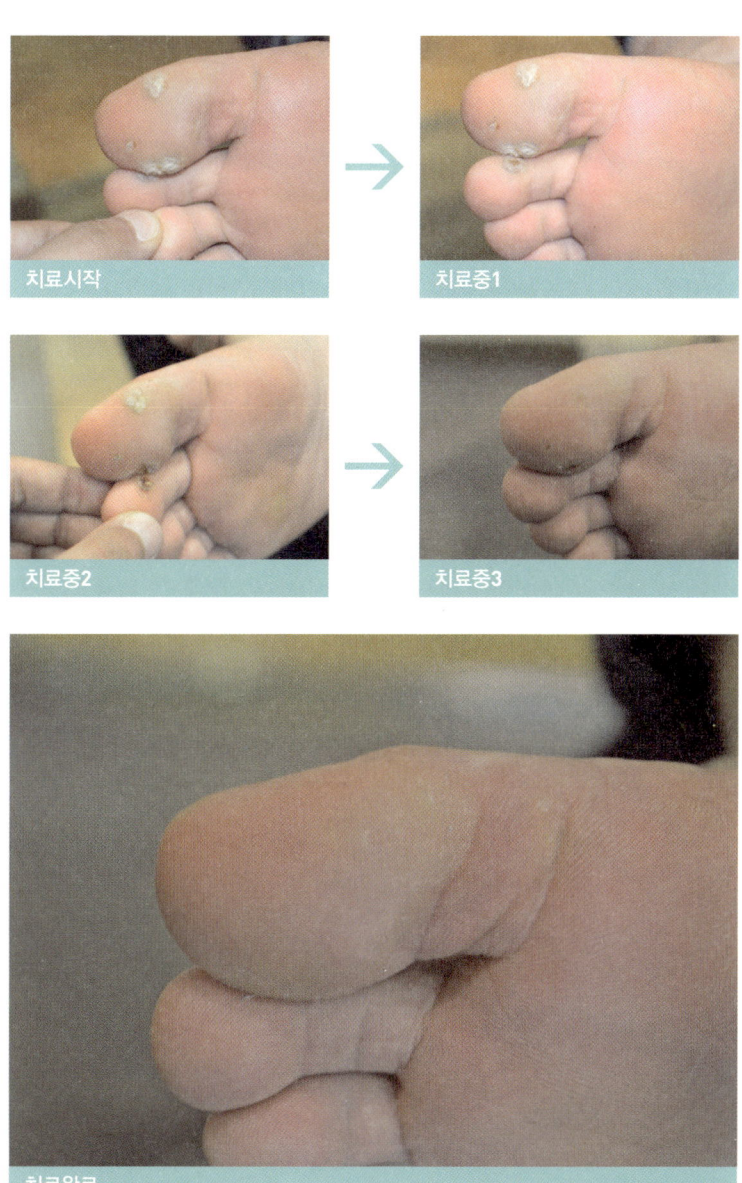

를 했던 때일 것입니다.

사마귀 치료의 길로 들어선 후 첫 번째 사마귀 환자는 여의도에 위치한 금융회사에 다니던 회사원 강병진 씨였습니다. 그는 발바닥에 난 사마귀로 보행에 많은 지장을 받고 있었습니다. 이미 냉동 치료를 했으나 재발되어서 낙담한 상태였지요. 또 냉동 치료 자체를 너무 힘들어해서 다시 받을 엄두조차 못 내고 결국 생기한의원을 찾아왔던 것입니다. 비록 저의 첫 번째 환자였지만 이미 생기치료의 우수성에 확신을 가지고 있었기에 자신있게 치료에 임했고 당연히 성공적으로 치료를 끝낼 수 있었습니다.

침과 뜸에 대해서 많이 힘들어한 강병진 씨를 고려하여 일상생활에 지장이 없도록 치료에 각별히 신경 썼습니다. 처음에 치료기간을 3개월 정도로 잡았는데 계획대로 무사히 치료를 마쳤습니다.

1년 후, 그의 친동생이 강병진 씨의 소개로 사마귀 치료를 받기 위해 한의원을 찾아왔습니다. 사마귀는 체질적으로 피부가 약한 분들에게 바이러스가 전염되어 생기는 특징이 있는데, 아무래도 형제, 자매는 비슷한 피부 타입을 가지고 있는 경우가 많고 생활환경도 비슷해 잘 전염되는 편이지요. 그래서 요즘도 사마귀 환자분들을 진료할 때는 꼭 가족관계를 확인하고 치료를 함께 받도록 권하고 있습니다. 그래야 가족 모두 사마귀 바이러스로부터

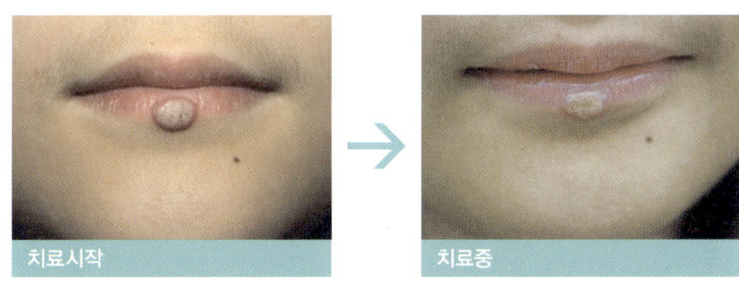

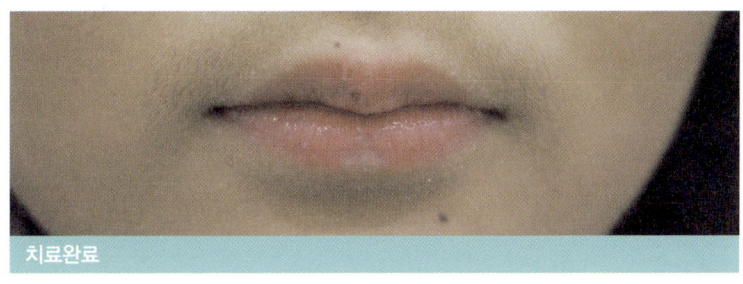

완벽하게 벗어날 수 있으니까요.

   오늘도 각자의 사연이 있는 사마귀 환자분들을 진료하고 있습니다. 증상은 각각 다르지만 결국 생기치료를 통해 환한 미소를 되찾아 드릴 수 있도록 최선을 다 하고 있습니다. 앞으로 더 많은 분들에게 도움을 드리고 행복을 드릴 수 있도록 노력하는 안양 생기한의원이 되고자 합니다.

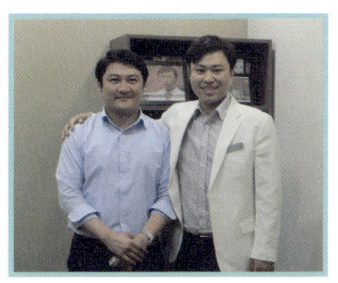

– 생기한의원 안양점 김의정 원장

사마귀를 치료하면
전반적인 건강도 개선된다

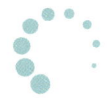

치료 사례 5 : 정루리(27세, 여, 본명)

정루리 씨가 발바닥 사마귀 때문에 내원했습니다. 걸을 때마다 발바닥 사마귀 부위가 너무 아파서 하이힐도 신지 못하고, 남자 친구와 멋진 데이트도 하지 못할 정도였습니다. 아무리 편한 신발을 신어도 쇼핑을 하거나 회사에 출퇴근 하는 것조차도 쉽지 않았답니다. 사마귀의 크기는 크지 않았지만 발바닥과 발가락에 난 사마귀는 걸을 때 체중이 실리기 때문에 통증이 상당하지요.

그녀가 생기한의원에 첫 번째 치료를 받은 다음 일주일이 지난 두 번째 치료일이었습니다. '주말 잘 보내셨나요?'라고 묻자 그녀는 매우 환한 표정으로 이렇게 대답했습니다. "원장님 덕분에 주말에 데이트를 즐겁게 했어요. 걸어도 통증이 별로 없기에 계속 걸었더니 다리가 아플 지경이네요."

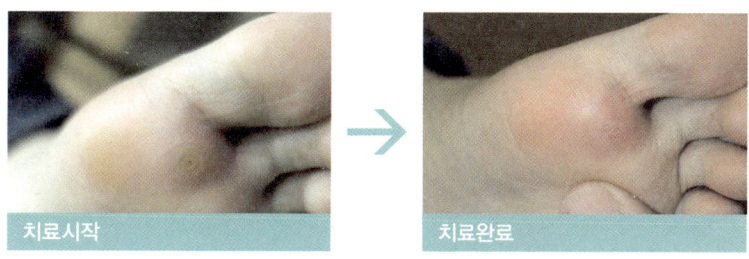

치료시작 → 치료완료

　발바닥에 난 사마귀 때문에 잘 걷지도 못하던 사람이 단 한 번의 치료만으로 이렇게 호전될 수 있을까 싶었습니다. 그녀의 말에 따르면, 치료 받은 지 며칠이 지나자 신기하게도 사마귀 부위에서 통증이 느껴지지 않았다는 것입니다. 그래서 주말에 남자 친구와 함께 오랜만에 하루 종일 북촌마을 구경을 할 수 있었답니다.

　5번의 뜸과 침 치료를 받자 상태는 더욱 호전되었습니다. 또 함께 복용한 한약 때문인지 전반적인 컨디션과 건강도 더 좋아졌습니다. 그 전에는 조금만 걸어도 느껴지던 발바닥 통증 때문에 괜히 짜증이 나고 삶의 의욕이 떨어졌지만 이제는 마음껏 걸어도 괜찮으니 밝고 긍정적인 사람으로 변했다며 그녀는 매우 즐거워했습니다.

　그녀는 치료를 받을 때마다 빈손으로 오는 법이 없었습니다.

늘 양손에 저와 한의원 식구들을 위한 간식이 들려 있었습니다. 마지막 치료를 받던 날에는 남자 친구와 함께 와서 맛있는 케이크까지 선물로 주고 갔습니다.

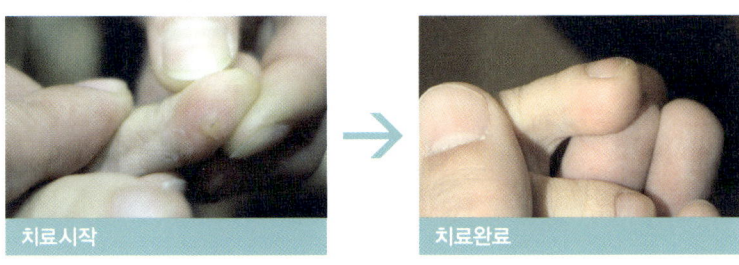

치료시작   치료완료

완치까지는 아직 3회 정도의 치료가 더 남았는데, 사마귀 부위의 치료는 거의 끝나가므로 앞으로는 환자의 면역력 증강에 초점을 맞출 것입니다. 물론 그 이후에도 소음인 체질인 그녀는 한 달에 한 번 정도 계속 건강 상태를 체크하는 것이 필요합니다. 유독 사마귀가 잘 생기는 체질이 있기는 하지만 사마귀는 바이러스성 질환이므로 면역력이 약해질 때 잘 나타나니까요. 그러니 사마귀를 단순히 사마귀로만 생각하지 말고 몸 전체의 건강과 연관 지어 생각하는 안목이 필요합니다.

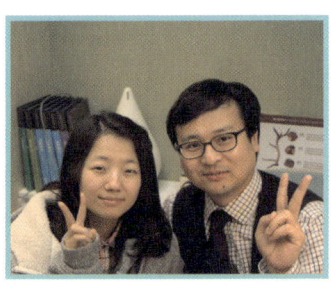

- 생기한의원 일산점 하영준 원장

전반적인 생활습관을 먼저 돌아보세요

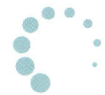

치료 사례 6 : 한정민(남, 29세, 가명)

정민 씨는 발바닥에 큼지막한 사마귀 때문에 생기한의원 창원점을 찾아왔습니다. 3~4년 전에 발바닥에 사마귀가 생겨서 제거수술을 4번이나 받았다는 그는 다시 재발한 사마귀에 더 이상 피부과 병원은 가지 않는다며 대안으로 한의원을 찾아온 것이지요.

처음에 그는 발바닥에 생긴 이상한 것이 사마귀인지조차 몰랐다고 합니다. 사마귀 하면 혹처럼 뭔가 툭 튀어나온 것이라고 생각했던 그는 자신의 발바닥에 자리잡은 것 때문에 고통이 매우 컸습니다. 큰 병원에 가서 조직검사를 한 결과, 정체불명의 발바닥 상태는 사마귀로 판명 받았습니다.

처음 한의원을 찾아온 정민 씨에게 평소 생활이 어떤지 문진하기 시작했습니다. 그는 원래 집이 창원이 아니었습니다. 직장이 창원이라 어쩔 수 없이 혼자 자취를 하는 중이었고 매주 3~5회는 술자리를 갖는다고 했습니다. 그렇다면 평일에는 거의 매일 술을 마신다는 것이었는데 결코 바람직하지 않은 습관이지요. 게다가 그는 소음인 체질이어서 본래 위장의 기능이 보통 사람보다 떨어지는 편이었습니다. 소음인들이 술을 자주 마시면 체내에는 습열독이 차게 됩니다. 그로 인해 건강의 균형이 무너지고 당연히 면역력은 떨어지게 됩니다. 그는 '불행하게도' 사마귀가 생긴 것이 아니라 무절제한 생활과 체질을 고려하지 않은 식습관으로 면역력이 떨어져 사마귀가 생긴 것이지요. 질병에 '아니 땐 굴뚝에 연기 나는 법'은 없습니다.

그는 유난히 겁이 많은 편이었습니다. 처음으로 약침 치료를 받을 때 '이거 많이 아픈가요? 안 아프게 해주세요' 하며 겁을 먹은 표정이었습니다. 아니나 다를까 약침이 들어가는 순간 29살의 건장한 청년은 한의원이 떠나가라 비명소리를 질러대는 것이었습니다. 그러고는 너무 아파서 치료를 못 받겠다며 일주일 고민해보겠다며 한의원 문을 나섰습니다. 물론 일주일 후에는 겸연쩍은 미소를 지으며 치료을 받겠다고 했지요.

역시 약침은 너무 아파서 힘들다고 울상을 짓는 바람에 결국에는 아이들 전용으로 만들어진 바늘없는 무통약침을 써야 했습

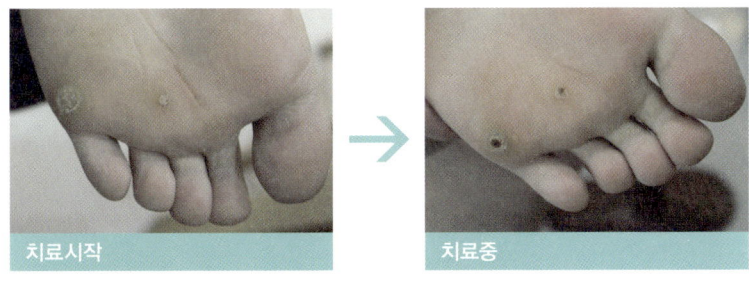

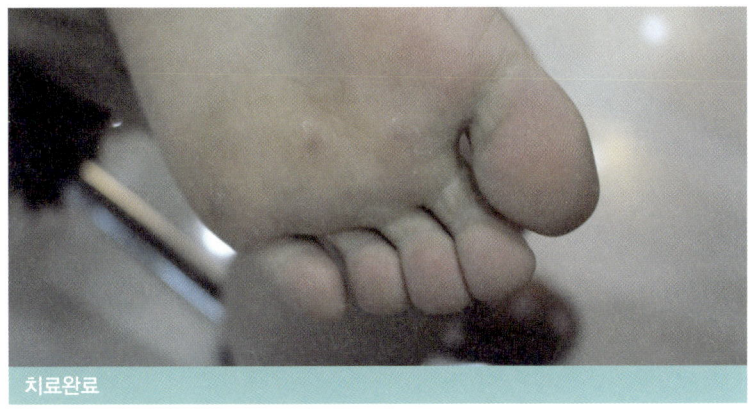

니다. 꼬맹이들에게 쓰는 무통약침을 스물아홉 총각한테 쓸 줄은 몰랐습니다. 물론 무통약침을 맞기 전에도 '아파요? 안 아프게 해주세요'라며 신신당부를 했습니다. 침 치료나 뜸 치료를 받을 때마다 그는 식은땀을 흘리며 치료를 견뎌냈습니다.

그렇게 6개월이 지났습니다. 발바닥의 사마귀는 이제 흔적조차 찾기 어려울 정도입니다. 물론 그동안 그는 술자리 횟수를 주 2~3회로 줄이고 혼자서도 밥을 잘 챙겨 먹고 있습니다.

지독한 사마귀와의 작별은 인내와 꾸준함으로 버틴 분들에게만 가능한 기적입니다. 이제 사마귀 주위의 피부도 정상처럼 많이 재생되어 있습니다. 집을 떠나 타지에서 외롭게 사는 분들이라면 그 외로움을 술로 달래기보다는 면역력을 높이기 위해 체온을 올리는 활동을 하는 것이 좋습니다. 가벼운 체조와 등산, 운동을 하면서 밤에는 족욕 등을 해주면 좋지요. 모든 질병의 치료가 그러하듯 결국 자기 자신의 노력이 있어야 합니다. 의사는 단지 그 치료가 올바르게 되도록 이끌어주는 길잡이일 뿐이니까요.

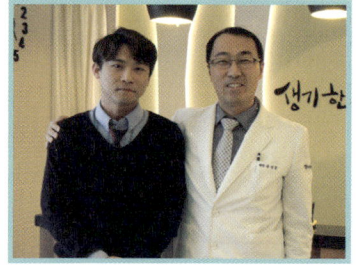

– 생기한의원 창원점 송성문 원장

사마귀 하나 없애주고 받은 감사의 선물

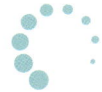

치료 사례 7 : 김영수(남, 37세, 가명)

김영수 씨는 처음 내원했을 때에는 웃는 모습을 전혀 찾아볼 수 없는 무뚝뚝한 분이었습니다. 사마귀 치료 환자분들의 대부분이 피부과의 레이저 치료, 냉동 치료를 받고 오시기 때문에 통증에 대한 불편한 기억이 감정마저 지배한 탓이지요. 한의원 치료도 아마 고통스러울 것이라고 지레 짐작하시는 것입니다.

그분은 현장 근무가 잦아서인지 내원 시간이 불규칙하고 예정된 진료시간에도 늦기 일쑤였습니다. 그래도 일주일에 2번은 꼬박꼬박 생기한의원을 찾아오셨습니다. 그래도 그분은 늘 무뚝뚝하고 단답형 대답만 할 뿐이었지요. 친절하기로 소문난 예약 실장님의 노력에도 불구하고 그분은 여전히 대하기 가장 어려운 환자 중 한 명이었습니다.

김영수 씨는 치료를 시작한 지 2주만에 차도를 보이기 시작했습니다. 처음 한의원에 찾아왔을 때 왼손 엄지 손톱 옆에 각질처럼 딱딱한 피부 조직이 튀어나와 있었고 거북등처럼 갈라진 상태였습니다. 침 치료와 뜸 치료를 병행한 지 2주가 지나자 사마귀 부위가 좁아지고 각질 부위가 조금씩 떨어져 나갔습니다. 사마귀 조직이 새로운 피부로 완전히 대체되는 데는 약 2개월의 시간이 걸렸습니다.

생기한의원의 사마귀 치료는 그저 눈에 보이는 사마귀를 제거하는 데 있지 않습니다. 물론 사마귀 자체를 없애는 치료도 중요하겠지만 그보다는 사마귀가 생길 수밖에 없었던 근본적 원인을 바로잡는 것을 최우선으로 합니다. 그래야 피부과의 레이저 치료나 냉동 치료의 우를 범하지 않을 테니까요. 사마귀라는 증상에만 집중해서는 결코 사마귀를 근본적으로 제거할 수 없다는 점을 인식하고 거기에 맞춰 장기간의 치료에 들어가는 것입니다.

김영수 씨는 생각보다 빨리 완치가 되었습니다. 사마귀 치료가 끝나고 환자에게 주는 수료증을 받은 그분은 여전히 무뚝뚝한 표정이었습니다. 기념촬영을 할 때에도 여전히 얼굴에서 환한 미소를 찾아보기란 어려웠지요. 사실 친해지기 위한 노력을 열심히

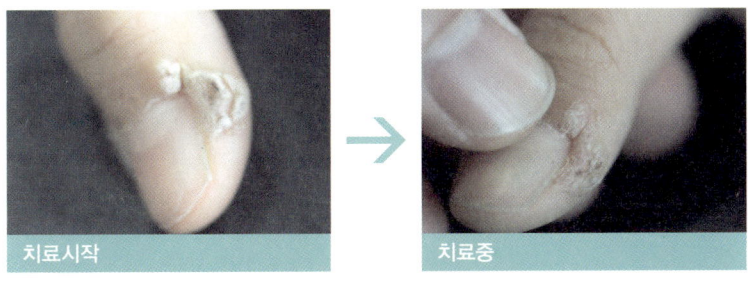

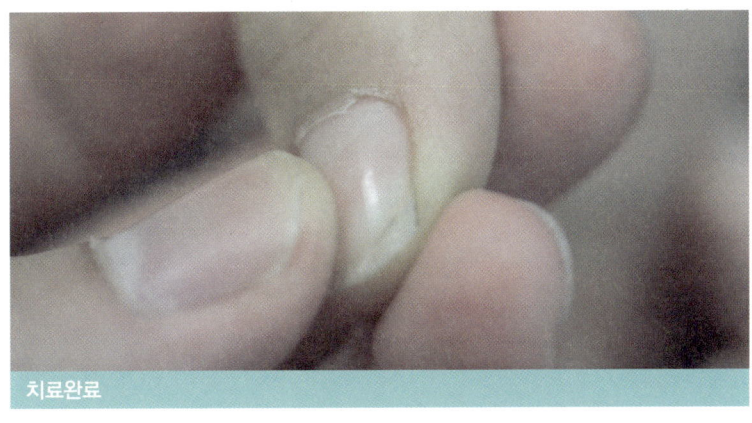

하고 있을 때 생각보다 일찍 치료가 끝나버린 바람에 친해질 시간이 부족했다는 편이 정확한 표현일 것입니다.

김영수 씨의 치료가 끝난 지 한 달쯤 지났을 때였습니다. 어느 나른한 오후에 커다란 택배 박스 하나가 도착했습니다.

특별히 배송이 될 만한 게 없었는데, 박스의 주소를 보니 분명 우리들 앞으로 온 것이었습니다. 주소만 확인하고 무엇이 들어 있을까 기대하며 상자를 열어보았지요. 꾸깃꾸깃한 신문지가 박스

안을 채우고 있었고, 신문지 사이의 뽁뽁이가 보였습니다. 그 안에는 별 모양의 유리병에 종이접기로 된 색색의 별들이 담겨져 있었어요! 그래서 우리 여자 직원들 중 한 명을 짝사랑하는 사람이 보냈을 것이라고 추측했습니다. 하지만 보낸 사람 이름이 낯설지가 않았습니다. 바로 한 달 전 엄지 손톱 옆 사마귀 치료를 끝내 김영수 씨가 보낸 것이었습니다.

그렇게 친해지기 어렵다고 생각했던 그분이 이렇게 정성스럽고 아기자기한 선물을 보냈다는 것이 놀라울 따름이었습니다. 당연히 김영수 씨에게 감사의 전화를 드렸지요.

김영수 씨라고 해서 뭔가 특별한 치료를 하거나 다른 환자들보다 힘들었던 것도 아닌데 과분한 감사의 인사를 받은 것 같았습니다. 하지만 우리의 작은 치료와 정성이 사마귀 때문에 고생한 누군가에게는 커다란 기쁨이자 축복이 된다는 사실을 깨닫는 계기였습니다.

— 생기한의원 청주점 이신기 원장

작은 사마귀,
대수롭게 여기면 안 돼요

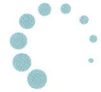

치료 사례 8 : 고영우(남, 22세, 가명)

고영우 씨는 매우 소극적인 성격의 대학생입니다. 말수가 없고 자신의 감정은 물론 의사 표시도 전혀 내색하지 않는 무표정 그 자체였습니다. 그런 그의 말 못할 사정이 있었는데 바로 사마귀가 발과 손에 번진 것입니다.

여느 사마귀 환자들처럼 그 역시 피부과에서 레이저 치료와 냉동 치료를 받아봤지만 치료 후 극심한 통증에 시달리고 다시 재발을 반복하면서 사마귀 치료를 거의 포기한 상태였습니다.

처음 사마귀가 오른발에 생겼을 때는 대수롭지 않게 여겼답니다. 사마귀가 생길 때마다 손톱으로 뜯어낸 것이 화근이었습니다. 발에만 있던 사마귀가 계속 손으로 만지면서 손으로 번진 것이지요. 이때까지만 해도 문제의 심각성을 인지하지 못한 채 약국에서 연고를 사다 바르며 '이러다 말겠지' 하고 생각한 것입니다. 하지만 피부과에서 레이저 치료와 냉동 치료마저 실패하고 오히려 상태가 악화되자 그때부터 그는 의욕을 상실하고 소극적으

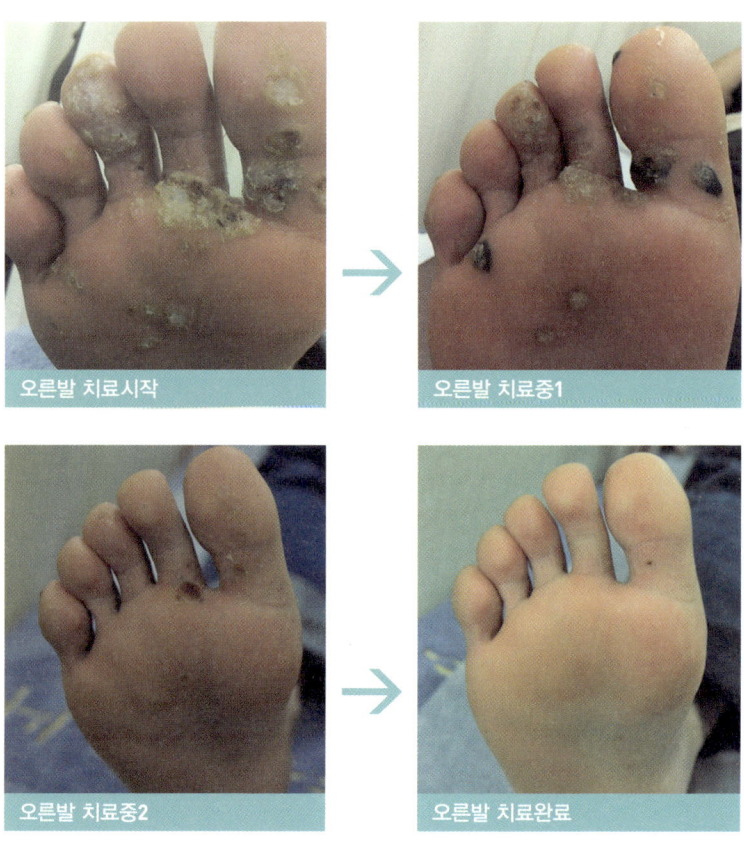

로 변했다는 것입니다. 곁에서 지켜보는 어머니의 고민은 더욱 깊어만 갔습니다.

　어머니의 손에 이끌려 처음 생기한의원 신도림점에 방문한 그는 '한방치료라고 별수 있겠어?'라는 생각이 있는 듯했습니다. 특히 그의 오른발은 사마귀의 부위가 넓어 치료가 쉽지 않아 보였습니다. 하지만 뜸 치료와 침 치료를 병행하면서 사마귀 부위가 점점 좁아지고 얇고 생기 있는 피부가 재생되자 그의 표정이 밝아지기 시작했습니다. 사마귀 하나 없앴을 뿐인데 긍정적이고 적극적인 성격으로 바뀐 것입니다.

　그가 원래부터 내성적이고 소극적인 사람은 아니었던 것이지요. 사마귀 치료가 거의 끝나갈 무렵 고영우 씨와 그의 어머니는 기뻐하며 이렇게 말했습니다. "사실 그렇게 큰 기대를 하고 찾아

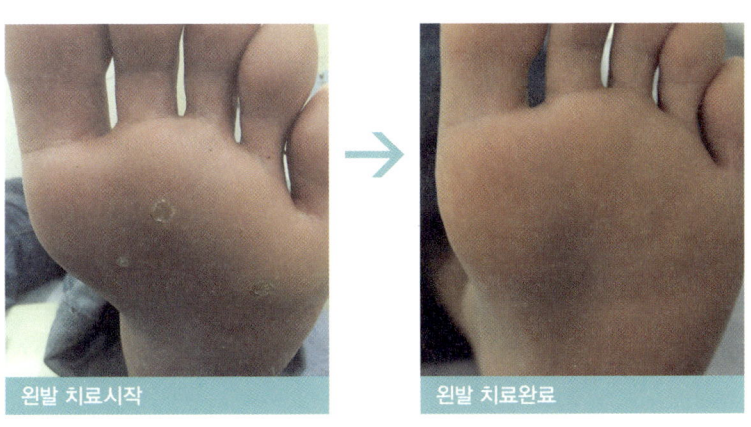

온 것은 아닌데 무척 신기하네요. 어떻게 감사의 인사를 해야 할지 모르겠습니다." 이렇게 환자와 환자의 가족이 기뻐할 때면 치료의 보람이 커지고 앞으로도 치료에 더욱 매진해야겠다는 굳은 결의 같은 것이 생깁니다. 그런 점에서 오히려 우리가 꿋꿋이 힘든 치료에 임해준 환자들에게 감사한 마음을 갖게 됩니다.

– 생기한의원 신도림점 신덕일 원장

저도 예쁜 손톱과 손을
갖고 싶어요

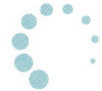

치료 사례 9 : 김지원(여, 12세, 본명)

어머니와 같이 한의원에 내원한 지원이는 처음에는 저와 눈도 마주치지 않고 제가 묻는 말에 대답도 잘 하지 않았습니다. 이제 갓 12살이 되었고 사춘기를 시작하는 여학생이라 외모에 민감할 수밖에 없었는데요. 지원이는 손톱마다 울퉁불퉁하게 솟아오른 사마귀로 인해 자신감이 많이 떨어진 상태였습니다. 당연히 지원이의 어머니도 딸이 사마귀 때문에 스트레스를 받고 공부에 집중하지 못하는 것만 같아 걱정이 이만저만이 아니었습니다.

　게다가 지원이는 손가락뿐만 아니라 복부, 다리에도 사마귀가 퍼져 있는 상태였는데요. 치료기간이 얼마나 걸릴지 알 수 없어

더욱 난감했지요. 우선 약침 치료와 뜸 치료를 병행하면서 증상이 호전되기를 바랄 수밖에 없었습니다.

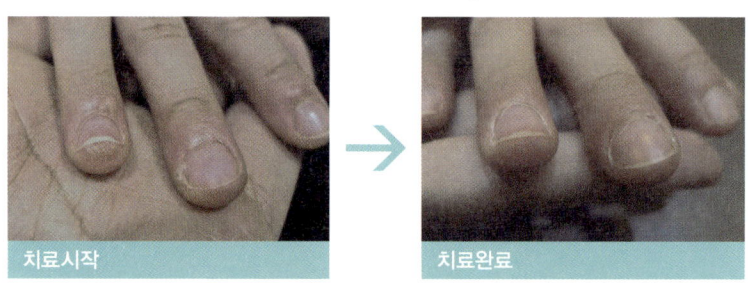

치료시작 → 치료완료

한 번 두 번 치료 횟수가 늘어나자 지원이는 점점 마음의 빗장을 풀기 시작했습니다. 어느 순간부터 제 눈을 마주보며 이야기를 자연스럽게 나누게 된 것이지요. 손톱 끝에난 사마귀 때문에 뭉툭하던 손끝도 점점 안정을 되찾아가기 시작했습니다. 그때서야 지원이의 얼굴에 엷은 미소가 비쳤습니다.

지원이가 기쁜 표정으로 제 앞에서 어머니와 대화하는 모습도 무척 오랜만인 듯 했습니다. 이제 지원이도 여느 아이들처럼 손톱을 다듬고 예쁘게 뽐낼 수 있게 된 것이지요. 지원이의 어머니는 무엇보다 사마귀가 사라져 공부에 집중할 수 있게 되었다고 기뻐하셨습니다.

마지막 치료를 받는 날 지원이의 어머니는 맛있는 생크림 케이

크를 사가지고 오셨습니다. 환자들이 고통스럽고 지난한 치료과정을 끝내고 한의원을 나설 때마다 짜릿한 희열을 느끼곤 합니다. 눈에 잘 띄는 곳에 자리 잡은 사마귀가 사라지면 치료의 기쁨은 그 어떤 경우보다 클 수밖에 없습니다.

사마귀가 사라지고 건강해졌다는 것도 기쁘지만, 더 이상 손을 감추지 않고 아름다움을 뽐낼 수 있다는 행복감 때문이겠지요. 그런 점에서 사마귀 치료는 건강뿐만 아니라 아름다움과 행복감을 선사하는 의미가 있지요.

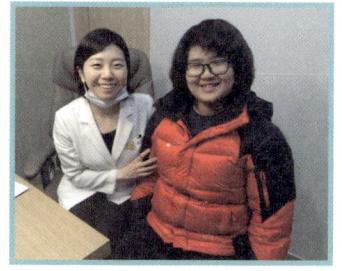

– 생기한의원 대구점 박건영 원장

발레리나를 꿈꾸는
소녀에게 희망을 주다

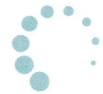

치료 사례 10 : 송라현(여, 7세, 가명)

라현이를 처음 만난 것은 1년 반 전이었습니다. 하얀 얼굴에 분홍색 원피스를 입고 엄마 뒤에서 수줍게 서 있던 예쁜 아이였습니다. 5살 때 손가락에 생긴 사마귀로 동네 피부과에서 냉동 치료를 한 번 받은 이후 너무 아파해서 다시는 병원에 가지 않겠다고 울고불고 난리를 피웠답니다.

라현이는 남자 의사선생님도 무서워서 싫다고 했습니다. 게다가 치료 후에도 낫지 않고 재발하고 더욱 커져만 가는 사마귀 때문에 라현이 엄마의 걱정도 점점 깊어만 갔습니다. 최근에는 발바닥에도 사마귀가 하나 더 생겼다고 했습니다. 라현이 엄마는 한방치료가 사마귀를 낫게 할 수 있겠다는 일말의 희망을 안고 사마귀 전문 한의원을 찾기 시작했습니다. 수소문 끝에 생기한의원을 찾아냈고 라현이에게는 아프지 않은 병원이라고 겨우 달래서 한의원에 왔다고 합니다.

라현이는 반지 끼는 것을 좋아하고 예쁜 손톱에 매니큐어 바르는 것을 무척 부러워한다고 했습니다. 그런데 손가락에 오돌토돌한 사마귀가 생겨 어린 마음에 친구들에게 부끄러워 손을 보이려 하지 않고 어린이집에도 가지 않으려 한다고 했습니다. 마치 제 딸의 일처럼 저도 마음이 아팠습니다.

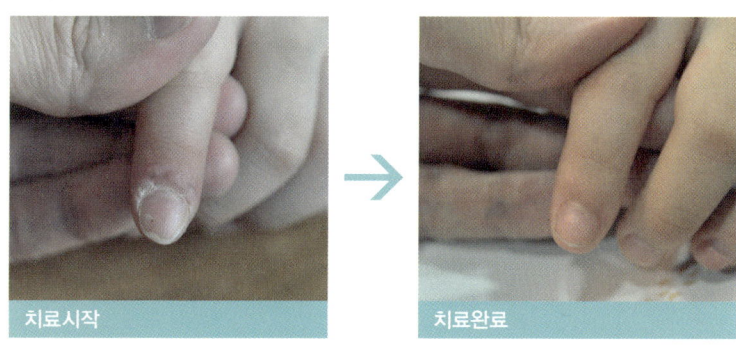

치료시작 → 치료완료

상담을 하면서 보니 라현이는 팔과 다리 그리고 귀 뒤에 유아 아토피도 살짝 남아 있었습니다. 사마귀, 아토피 그리고 잦은 감기증상 등 전체적으로 면역력이 떨어져 있는 상태였습니다. 한약

복용과 내원 치료를 동시에 하기로 하고 바로 치료에 들어갔습니다. 아이는 생각보다 치료를 잘 받아주었습니다. 한약이 맛있다면서 잘 먹고, 냉동 치료에 비하면 하나도 아프지 않다면서 용감하게 침도 잘 맞고 뜸도 잘 견뎌냈습니다.

라현이 엄마도 집에서 라현이의 체온 유지를 위해 각별히 신경 쓰고 반신욕도 꾸준히 해주었습니다. 아이가 목욕을 좋아한다고 했습니다. 한의원에 찾아올 때마다 라현이의 안색이 좋아지고 입술도 빨갛게 선홍빛을 띠게 되었습니다. 손가락과 발바닥의 사마귀는 점점 엷어지더니 스스로 떨어져나갔습니다.

이렇게 6개월간에 치료를 마치고 라현이는 사마귀는 물론 아토피도 모두 사라졌습니다. 엄마와 아이가 모두 좋아했고, 저도 정말 뿌듯한 경험이었습니다. 특히 또래의 평균키에 못 미치던 아이가 한의원 치료 중에 혈색도 좋아지고 또래보다 쑥 자랐다며 무엇보다 엄마가 기뻐했습니다. 그 결과 동네 또래 엄마들에게 입소문이 나서 한동안 저에게는 피부 치료가 아닌 성장 치료를 받기 위해 찾아오는 어린이가 더 많아지기도 했습니다.

요즘 라현이는 발레를 시작했다고 합니다. 발바닥의 사마귀는 완치되어 재발하지 않습니다. 예쁜 발레리나복이 잘 어울리고 뽀얀 손가락에 반지도 마음껏 끼고 다닌다고 했습니다. 친구관계도 좋아지고 활발하게 잘 지낸다는 말을 들었습니다. 아기가 나중에 저를 기억하지는 못하겠지만 저는 잊지 못할 귀엽고 예쁜 환자로 오래 기억할 것입니다.

– 생기한의원 분당점 주지언 원장

사마귀 치료로
잃어버린 자신감을 되찾다

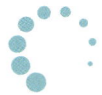

치료 사례 11 : 노수진(여, 20세, 가명)

꿈 많은 여대생 수진 씨는 언젠가부터 생겨난 사마귀 때문에 외모에 대한 자신감을 많이 잃은 상태로 생기한의원을 찾아왔습니다. 하얀 피부와 큰 눈이 예쁘장한 얼굴이었지만 양쪽 볼과 얼굴 곳곳에 크고 작은 사마귀가 10개 정도 나 있었습니다. 사마귀만 아니라면 참 예쁘게 꾸미고 즐겁게 하루하루를 보낼 수 있을 텐데 무척 안타까웠습니다.

얼굴뿐만 아니라 손가락도 사마귀로 인해 막대사탕 모양으로 보일 정도였습니다. 다른 손가락 사마귀는 손톱 밑을 침범해 손톱도 울퉁불퉁하게 보기 싫은 모양으로 변해 있었습니다. 게다가 만지면 통증도 심했지요.

　남자친구도 사귀고 맛있는 음식도 먹고 캠퍼스의 낭만을 즐기기도 전에 수진 씨는 얼굴과 손가락의 사마귀와의 전쟁을 치러야 했으니 얼마나 고통스러웠을까요? 그녀는 치료를 받는 도중에 자주 울곤 했습니다. 사마귀 치료의 특성상 손가락 치료는 심한 통증을 수반하기 마련인데, 아파서 우는 것인지 사마귀 때문에 자신의 삶이 한탄스러워 우는 것인지 알 수 없었습니다.

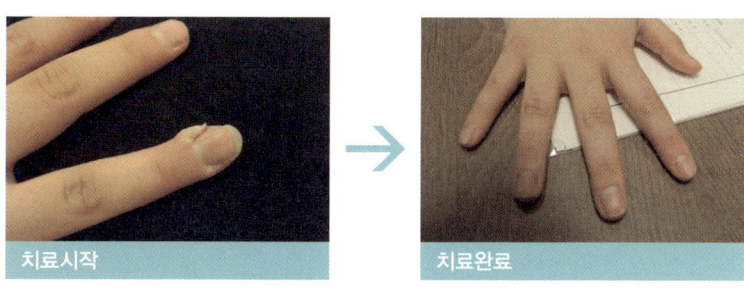

　수진 씨는 언제 사마귀가 좋아지냐며 조바심도 많이 냈지만 꾸준히 잘 치료를 받다가 어느 순간부터 치료를 빠지기 시작했습니다. 한 달 정도 후 수진 씨는 얼굴에 메디폼을 바르고 나타났습니다. 예전에 몇 번이고 해도 소용없었던 레이저 치료를 다시 받고 온 것이지요. 레이저 치료로 잠시 눈에 안 보이다가도 시간이 지나면 다시 제 모습을 드러내는 것이 사마귀입니다. 사마귀는 다시 올라왔고 수진 씨의 눈물샘은 다시 터졌습니다.

힘든 뜸 치료와 약침, 침 치료, 한약, 홈케어 치료를 계속 하는 수밖에 없었습니다. 그렇게 시간이 흐르자 점차 사마귀는 호전되기 시작했습니다. 수진 씨는 아르바이트와 학업으로 내원이 다시 뜸해졌습니다. 그리고 다시 한 달 후 내원한 수진 씨는 이 세상 누구보다 행복한 표정이었습니다. 물론 깨끗해진 얼굴과 손가락으로 말이죠.

내원하지 못하는 동안 집에서 홈케어를 꾸준히 실시했고 한약을 꾸준히 복용했더니 거짓말처럼 사마귀들이 다 떨어져 나가버렸다고 아이처럼 좋아했습니다. 5개월 동안 힘겹게 치료한 그녀의 깨끗해진 피부를 보며 저 또한 제가 나은 것처럼 기뻤습니다. 이제 수진 씨는 자신감 있는 대학생활을 하고 있습니다. 세상에 고치지 못할 병은 없습니다. 사마귀도 예외는 아닙니다. 방치하지 말고 생기한의원의 도움을 청해보세요.

― 생기한의원 대전점 최진백 원장

아이의 닫힌 마음의 문을 열다

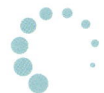

사례12 : 최동수(남, 8세, 가명)

동수는 약 1년 전 쯤부터 손가락에 작은 사마귀가 하나 생기더니 얼마 후에는 열 손가락으로 사마귀가 퍼져나갔습니다. 동수는 손가락에 생긴 둥근 각질이 신기해서 자꾸 만졌다고 합니다. 그리고 볼펜이나 사인펜으로 색칠을 하거나 그림을 그리기도 했지요. 이렇게 사마귀에 자극을 가하면 점점 더 커지게 됩니다. 그리고 손톱으로 물어뜯는 버릇이 있는 동수는 사마귀를 마구 뜯어내어, 걷잡을 수 없이 열손가락으로 번지기 시작했습니다.

 동수의 부모님은 갑자기 열손가락 전체로 사마귀가 번지자, 매우 걱정을 하시고는 동네 소아과와 피부과를 내원하셨습니다. 피부과에서는 대학병원에서 치료 받는 것을 권했습니다.

동수는 두 달 전 대학병원에서 냉동 치료를 받다가, 통증이 너무 심해 그만 치료를 중단하고 병원을 뛰쳐나왔습니다. 그 이후로 동수는 소아과에 가는 것조차 무서워하기 시작하여, 부모님들은 나날이 근심만 쌓이셨다고 합니다.

동수 어머니는 사마귀 전문병원을 찾아보시다가, 마지막이라는 심정으로 생기한의원에 내원하셨습니다. 처음 한의원에 온 동수는 냉동 치료의 아픈 기억 때문인지 진료실을 들어가길 거부했고, 한의원 복도를 10바퀴 정도 돌며 도망 다니고 나서야 아버지의 손에 이끌려 원장실로 들어왔습니다.

동수와 둘만의 대화 시간을 통해 알아본 바에 의하면, 냉동 치료를 받을 때 아프다고 말해도 의사선생님이 자기 말을 들어주지 않아서 치료 받기가 두렵다고 했습니다. 의사선생님은 아프지 않다고 말했지만 동수는 너무 아팠다며, 의사선생님들은 다 거짓말쟁이라고 말하더군요. 우선 아무리 시간이 걸리더라도 아프지 않게 치료하기로 손가락 걸고 약속을 했습니다. 동수가 의사선생님의 말은 믿을 수 없다고 하여, 동수와 친해지기로 마음을 먹었습니다. 동수가 좋아하는 친구와 선생님이 누군지, 그리고 동수가 장래희망이 무엇인지, 오늘은 학교에서 무슨 일이 있었고 뭘 먹었는지, 치료하러 올 때 마다 많은 대화를 나누었습니다.

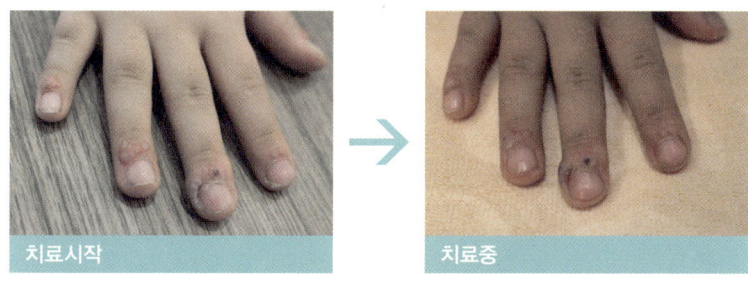

치료시작 → 치료중

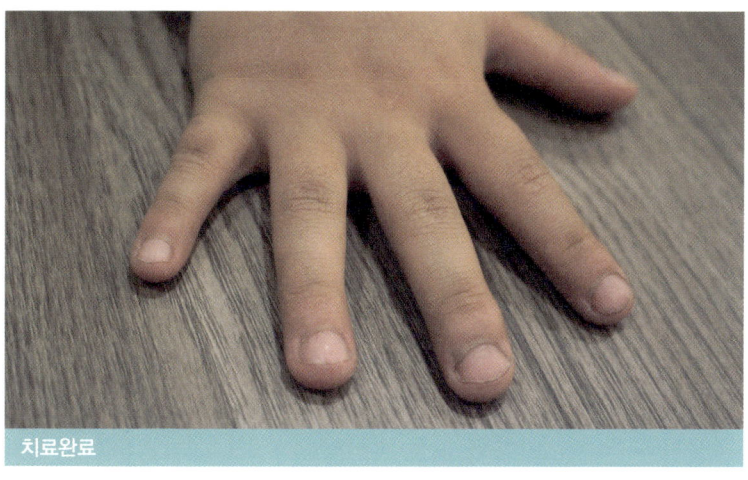

치료완료

　동수에게 절대 아프지 않게 치료하겠다는 약속을 지키는 것은 물론 쉬운 일이 아니었습니다. 그렇다고 통증을 느끼지 않게 낮은 자극으로 치료하면 그만큼 치료효과가 떨어질 수밖에 없습니다. 그래서 치료 횟수를 늘리기고 했습니다. 하지만 문제는 사마귀가 너무 많아서 뜸을 뜨기가 쉽지 않다는 것이었습니다. 하지만 동수와 동수 부모님은 포기하지 않고, 매일 내원하셨습니다. 동수는 학원에 갔다가 바로 치료를 받으러 오기 때문에 저녁을 먹지 못하는 경우가 많아서 일부러 간식을 준비해두곤 했습니다.

그리고 동수에게 치료에 대한 동기부여를 하기 위해 동수만을 위한 '뜸왕자 선발대회'를 열기도 했습니다. 뜸을 잘 참는 아이에게 상과 선물을 주는 것이지요. 그리고 동수가 받고 싶은 선물로 필통을 준비했습니다. 뜸왕자로 선발된 동수는 또봇 캐릭터가 그려진 필통을 선물로 받았습니다. 그 후 동수는 더욱 열심히 치료에 임했고, 뜸 치료와 침 치료를 24회에 걸쳐 받았고 생기탕도 3개월 동안 복용했습니다. 그리고 마침내 치료를 끝냈습니다.

재발 여부를 확인하기 위해 달 후 동수가 내원했습니다. 동수에게는 더 이상 사마귀가 생기지 않았지만 손가락 뜯는 버릇과 사인펜으로 손가락에 그림 그리는 버릇은 여전히네요. 1년이 지나, 동수 부모님과 통화하니 더 이상 사마귀가 발생하지는 않는다며, 무척이나 기뻐하시네요. 그리고 이제는 병원을 무서워하지 않고 소아과도 잘 다닌다고 합니다.

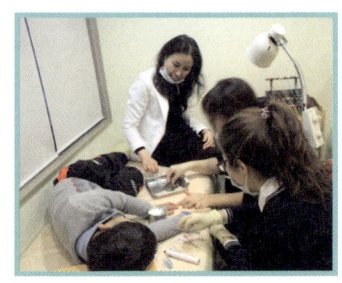

– 생기한의원 인천점 오은영 원장

요리사의 건강한 손을 되찾아주다

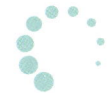

사례13 : 박미란(여, 27세, 본명)

더위가 시작하던 2014년의 어느 여름날이었습니다. 처음 진료실에서 만났던 환자분은 강남의 한 유명한 호텔에서 요리사로 근무하고 있다고 했습니다. 직업병으로 따라다니는 손의 다양한 피부질환으로 그동안 마음고생이 무척이나 심했다는 그녀는 손에 발생한 사마귀 때문에 생기한의원을 찾아왔습니다. 머뭇거리면서 그녀는 오른손을 내밀었습니다.

그녀의 오른손 엄지손가락 주변은 온통 사마귀 각질로 뒤덮여 있었습니다. 이미 5년 전부터 사마귀가 발생했고 그로 인해 손톱의 변형까지 동반되어 조갑박리증이 진행된 상태였지요. 그녀는 그동안 대학병원에서 꾸준히 냉동 치료와 레이저 치료를 받았다고 했습니다. 계속된 레이저 치료와 냉동 치료에도 증상이 나아지지 않자 손톱을 제거하는 수술까지 받았지만 지독한 사마귀는 계속해서 자라났답니다.

한의학적인 치료로 과연 나을 수 있을지 조심스럽게 물어보는 그녀에게 나는 무척이나 희망과 확신에 찬 답을 해주었습니다. "사마귀 치료는 일도 아니에요. 왜 이제야 왔습니까? 사마귀 치료뿐만 아니라 손톱까지 예쁘게 되찾아드리겠습니다."

사마귀가 발생한 부위마다 조금씩 통증이 다르지만 특히 손끝과 발끝은 신경이 매우 예민한 부위라서 냉동 치료나 레이저 치료를 계속해왔다면 무척 힘들 수밖에 없습니다. 미인의 필수조건인 아름다운 손이 사마귀로 뒤덮여 있으니 한창 멋을 부릴 나이의 그녀에게 손톱 주변의 사마귀와 그로 인한 손톱 변형은 정신적으로도 심한 스트레스였을 것입니다.

요리사로 근무하면서 불규칙한 식생활과 야간 근무가 반복되었고 이로 인한 전반적인 인체 면역력의 저하는 사마귀 바이러스 감염의 주요 원인으로 작용했을 것입니다. 특히 손을 많이 사용하는 요리사라는 직업적인 특성상 손가락에 지속적인 자극이 더해지면서 사마귀는 점점 난치성으로 변해갈 수밖에 없었겠지요.

체질감별과 진맥을 마무리한 후 앞으로의 치료 계획을 찬찬

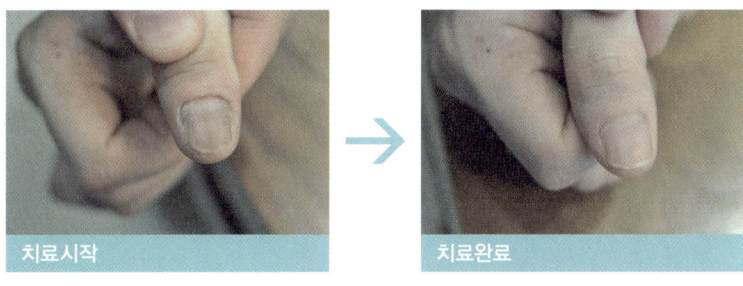

치료시작 → 치료완료

히 설명해드렸습니다. 그녀는 이때까지 너무나 오랫동안 사마귀로 고생해왔기 때문에 나을 수만 있다면 치료 기간과 치료비용은 아무것도 아니라면서 정말 깨끗하게 나을 수 있는지 다시 확인하듯이 물어보았습니다. "속고만 살아오셨나봐요. 한 번 믿어보세요. 제가 완전히 깨끗하게 해드릴게요." 나는 신념에 찬 목소리로 그녀의 의심을 불식시키고 완치에 대한 확신을 심어주었습니다.

바쁘고 야간이 되어서야 일이 마무리되는 요리사라는 직업의 특성상 치료를 위해 일주일에 한번 정기적으로 내원하는 것도 그녀에게는 어려운 일인 듯했습니다. 하지만 점점 깨끗해지는 손가락과 손톱을 보면서 그녀는 무척 기뻐했습니다. 힘든 일상에서 꾸준히 한의원에 내원하는 그녀에게 나도 정성을 다해 치료했습니다.

어느덧 시간이 흘러 그녀는 깨끗해진 손가락과 손톱을 되찾을 수 있었습니다. 그녀는 오늘도 즐거운 마음으로 요리를 하고 있을 것입니다. 물론 요리를 하면서 손에는 크고 작은 생채기가 나겠지만 이제 더 이상 사마귀로 인해 몸과 마음이 고생하는 일은 없을 것입니다.

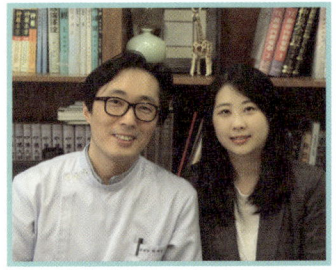

– 생기한의원 서초점 박치영 원장

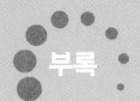

부록

발표 논문

사마귀 클리닉 내원환자의 체지방률 및 체질량지수와 한국인 인체표준정보와의 비교 연구

윤정제(생기한의원 부산점 대표원장), 한정민(생기한의원 진료 원장)

I. 서론

사마귀는 사람 유두종 바이러스(human papilloma virus, HPV)의 감염에 의해 사람의 피부 또는 점막에 표피의 과다증식을 일으키는 질환으로, 인체 피부의 양성종양의 하나로 분류될 수 있다. 한의학에서는 종양을 氣의 소통이 停滯되고, 인체 신진대사와 臟腑의 기능에 失調가 생겨, 체내에 해로운 體液과 노폐물인 痰飮과 혈액이 탁해지고 정체되어 생긴 瘀血이 서로 얽혀 종양을 만드는 것으로 보고 있다.

동의보감에서는 十病九痰이라고 하여 질병의 90%가 痰飮에 기인한다고 하는데, 이러한 痰飮이 몸의 기혈순환을 방해하고,

신진대사를 저하시키면서 나타나는 대표적인 증상이 바로 肥滿症이라고 할 수 있다.

따라서 한의학적 관점에서 양성종양의 일종인 사마귀 증상과 痰飮에 의한 대표적인 증상인 비만증과의 연관성을 갖고 있다고 볼 수 있는데, 실제 임상 경험적으로 유의성 있게 관찰된 바, 이번 통계적 연구를 진행하게 되었다.

II. 대상 및 방법

1. 연구대상

2014년 11월부터 2015년 6월까지 생기한의원 부산점에서 사마귀로 진단받은 환자 90명 중 한국인 인체표준정보와의 정확한 비교를 위해 7세 이하 3명과 50세 이상의 1명을 제외한 85명을 대상으로 하였다.

한국인의 평균적인 체지방률, 체질량지수(Body Mass Index; BMI)는 산업통상자원부 국가기술표준원에서 추진한 한국인 인체치수조사보급사업 Size Korea가 2010년 3월부터 2010년 11월까지 7세에서 69세의 남녀 1만 4천여 명을 대상으로 전국 28개 시, 도, 구에서 인체치수를 측정한 6차 한국인 인체표준정보를 기준으로 하였다[1].

2. 연구방법

1) 병변 분류

외래 병록지 검토를 통한 후향적 연구로 환자의 연령, 성별, 사마귀의 종류를 조사하였다. 사마귀의 종류 및 분포는 연구자가 직접 시진을 통해 분류하였으며, 사마귀의 종류는 보통사마귀, 편평사마귀, 성기사마귀로 대별하여 조사하였다.

2) 신체 계측 및 체성분 검사

대상자들은 첫 내원 당일에 생체 전기저항 분석법(bioelectrical impedance analysis, BIA)을 이용한 체성분 분석기(InBody 520, 바이오스페이스ⓡ, 한국)를 이용하여 체지방률을 측정하고, 체질량지수 값을 산출하였다. 대상자는 가벼운 옷차림인 상태에서 신을 벗고 양팔을 벌리고 하지를 벌리는 올바른 측정자세를 취하였다.

3) 통계학적 분석

대상자들의 체지방률과 체질량지수를 한국인 인체표준정보의 체지방률, 체질량지수와 비교하기 위하여 SPSS 22.0 for Windows(SPSS Inc., IBM Company, Chicago, IL)를 사용하여 일표본 t 검정을 시행하였다. p값이 0.05 미만일 때 통계적인 유의성이 있다고 판단하였다.

Ⅲ. 결과

1. 환자군의 일반적 특성

1) 연령 및 성별 분포

대상 환자군의 내원 당시 연령은 10세부터 49세까지였으며 평균 연령은 31.52±7.441세였다. 연령대별로는 30대가 41명(48.2%)로 가장 많았고, 다음으로 20대(29명; 34.1%), 40대(11명; 12.9%), 10대(4명; 4.7%) 순이었다.

대상 환자군 중 남성은 57명(67.1%), 여성은 28명(32.9%)로 남자가 더 많았다(표 1).

표 1. 사마귀 환자군의 연령 및 성별 분포

	남	여	계
10세 이상 19세 이하	3	1	4(4.7%)
20세 이상 29세 이하	16	13	29(34.1%)
30세 이상 39세 이하	31	10	41(48.2%)
40세 이상 49세 이하	7	4	11(12.9%)
계	57	28	85(100.0%)

2) 병변 분류별 분포

대상 환자군 중 성기 사마귀로 진단된 환자가 46명(54.1%)으로 가장 많았고, 보통 사마귀로 진단된 환자는 25명(29.4%), 편평 사마귀로 진단된 환자는 14명(16.5%)였다(표 2).

표 2. 사마귀 환자군의 병변 분류

분류	인원
보통 사마귀	25(29.4%)
성기 사마귀	46(54.1%)
편평 사마귀	14(16.5%)
계	87(100.0%)

2. 환자군의 체질량지수 및 체지방률

1) 체지방률

대상 환자군의 체지방률은 12.7%에서 48.9%였으며, 평균 26.95±8.280%였다.

박 등[2]은 황 등[3]의 연구를 근거로 체지방률을 '적정이하'(남자 15% 미만, 여자 20% 미만), '적정'(남자 15~20%, 여자 20~30%), '적정이상'(남자 20% 초과, 여자 30% 초과)로 분류하였다. 이 기준에 따라 이번 연구의 환자군을 분류해보면(표 3), 전체 57명의 남성 중 40명(70.2%), 전체 28명의 여성 중 15명(53.6%)가 '적정이상'에 해당하였다.

표 3. 사마귀 환자군의 체지방률

	남자	여자	계
적정이하	3(5.3%)	3(10.7%)	6(7.1%)
적정	14(24.6%)	10(35.7%)	24(28.2%)
적정이상	40(70.2%)	15(53.6%)	55(64.7%)
계	57(100.0%)	28(100.0%)	85(100.0%)

2) 체질량지수

대상 환자군의 체질량지수는 16.8에서 38.5까지였으며, 평균은 $24.22 \pm 4.266 kg/m^2$이였다.

이를 WHO의 아시아/태평양 비만진료지침의 체질량지수에 따른 비만의 기준에 따라 저체중(18.5 미만), 정상(18.5~22.9), 과체중(23~24.9), 비만(25 이상)의 4단계로 분류해보면(표 4), 46명(54.1%)이 과체중 이상에 해당했다.

표 4. 사마귀 환자군의 체질량지수

분류	인원
저체중 (18.5 미만)	5(5.9%)
정상 (18.5~22.9)	34(40.0%)
과체중 (23~24.9)	16(18.8%)
비만 (25이상)	30(35.3%)
계	85(100.0%)

3. 한국인 인체표준정보의 체질량지수 및 체지방률

국가기술표준원 SIZEKOREA 홈페이지의 측정데이터검색을 이용하여 2010년 6차 조사의 10~49세 체지방률과 체질량지수(BMI) 각각의 평균을 검색한 결과, 체지방률은 10,202명을 측정한 평균이 $24.32 \pm 7.7\%$, 체질량지수는 11,062명을 측정한 평균이 $21.41 \pm 3.68 kg/m^2$였다.

4. 대상 환자군과 한국인 인체표준정보 간 체질량지수 및 체지방률 비교

대상 환자군의 체지방률 평균은 26.95±8.280%로 한국인 인체표준정보의 동일 연령대 평균인 24.32±7.7%보다 2.63% 높아 통계적으로 유의한 차이를 보였다(p=0.004).

대상 환자군의 체질량지수 평균은 24.22±4.266 kg/m^2, 한국인 인체표준정보의 동일 연령대 평균 체질량지수는 21.41±3.68 kg/m^2로 환자군의 평균이 2.81 kg/m^2만큼 통계적으로 유의하게 높았다(p=0.000).

Ⅳ. 고찰

한의학에서 사마귀는 疣目, 疣, 枯筋箭 등으로 불리며, 병인으로는 風熱毒盛, 肝鬱痰凝과 腎氣不榮을 들 수 있다. 이 중 肝鬱痰凝는 肝鬱로 氣血이 不暢하고 津液이 不運하여 肌膚에 濕痰을 형성한 상태에서 風熱毒邪가 肌膚, 筋肉에 침범하여 병변이 발생하는 것이다[4]. 또한 편평사마귀를 별도로 구분하여 扁瘊라 하고 병인에 따라 風熱毒盛型과 肝鬱痰凝結型으로 변증하기도 하였다[5]. 이상에서 痰이 종류의 구분 없이 제시된 사마귀의 병인과 편평사마귀의 병인에서 공통적으로 주요하게 언급됨을 알 수 있다. 박[6]이 전신성 편평사마귀 환자 1명을 濕鬱로 인한 피부의 소통력 저하로 변증하여 치료한 바를 보고한 이래, 정 등[7], 윤 등[8]과

윤 등[9]도 각각 氣虛濕阻型과 濕熱型, 熱壅血瘀 兼 氣虛濕滯型으로 변증하여 치료한 편평사마귀 환자 1명을 보고하였다. 痰飮의 본질은 水濕이 陽氣에 의해 氣化布散되지 못한 것[10]이므로 이들의 증치가 앞서 사마귀의 주요한 병인으로 파악된 痰凝과 무관하지 않은 것으로 생각된다. 또한 윤 등[11]은 임상 통계를 바탕으로 皮肉에 발생한 오래된 췌생물을 濕痰이 阻滯된 것으로 파악하여 理氣和中 解表化濕 하는 藿香正氣散을 가감하여 다용하였음을 보고하였는데, 문 등[12], 신 등[13]도 藿香正氣散을 가감하여 심상성 사마귀에 유의한 효과를 얻었음을 보고한 바 있다. 이상의 임상보고들을 통해 濕痰이 임상에서도 사마귀의 주요한 병인으로 확인됨을 알 수 있다.

한편 한의학에서 비만은 주로 痰, 濕, 氣滯, 瘀血 등을 원인으로 한다고 보았다[14]. 비만의 기본적 생리는 脾胃氣虛에 의해 생성된 濕, 痰, 瘀 등 병리적 산물이 肌膚나 腹膜, 臟腑등에 留滯된 것[15]으로 설명되어왔는데, 이는 사마귀의 한의학적 병인 및 병태생리에서 사마귀를 濕痰이 피부에 阻滯된 것으로 보아온 점과 상당부분 공통점을 가진다.

서양의학에서 비만은 체내에 지방조직이 과다하게 축적되어 있는 상태[16]를, 과체중은 신장과 관련하여 증가된 체중을 의미하며 대개는 비만과 과체중을 혼용하여 사용하기도 한다[17]. 비만의 판정은 체지방량을 측정하여 시행하며, 보통 전신 전기전도성 측정 등의 간접측정법이 주로 사용된다[18]. 체질량지수는 임상에서 많이 사용되는 과체중의 평가지표로, 구하기 쉽고 비교적 체지방률을 정확히 반영하는 것으로 알려져 있다[19].

이에 저자들은 사마귀와 비만의 한의학적 병인, 병태생리의 공통점을 근거로 사마귀 환자군의 비만 지표가 동일 연령대 인구의 평균과 차이가 있는지를 확인하고자 본 연구를 시행하였다.

10세부터 49세까지 57명의 남성과 28명의 여성 사마귀 환자를 대상으로 시행한 본 연구에서 환자군의 체지방률은 평균 26.95±8.280%이었고, 이는 국가기술표준원에서 조사한 한국인 인체표준정보의 동일 연령대 체지방률 평균인 24.32±7.7%보다 2.63% 높은 수치였다(p=0.004). 사마귀 환자군의 체지방률을 '적정 이하', '적정', '적정 이상'으로 대별할 때, '적정 이하'는 6명으로 7.1%에 불과했고, '적정 이상'에 해당하는 환자는 55명으로 64.7%였다. 남성에서 체지방률 25%이상, 여성에서 체지방률 30%이상을 비만으로 규정하면[16], 사마귀 환자군 57명의 남성 중 23명(40.4%), 28명의 여성 중 15명(53.6%)이 비만에 해당했다.

사마귀 환자군의 체질량지수 평균은 24.22±4.266 kg/m^2로 한국인 인체표준정보의 동일 연령대 평균인 21.41±3.68 kg/m^2에 비해 2.81 kg/m^2만큼 높았다(p=0.000). 전체 85명의 사마귀 환자군 중

저체중에 해당하는 환자는 5명(5.9%)였고, 과체중은 16명, 비만은 30명으로 과체중 이상에 해당하는 환자의 비율이 54.1%였다.

이상에서 사마귀 환자군이 동일 연령대의 일반인보다 높은 비만 경향을 가지는 것으로 보이며, 이는 사마귀와 비만이 모두 한의학적으로 濕痰의 阻滯를 기반으로 하기 때문으로 사료된다.

본 연구는 사마귀의 주요 병인으로 알려진 濕痰을 체질량지수, 체지방률이라는 객관적 지표를 통해 확인하여 사마귀 환자군의 변증·치료에 보다 분명한 근거를 제시하고자 한 점, 사마귀와 비만의 연관성을 통해 전신적인 건강상태가 사마귀의 발병에 영향을 미침을 부분적으로나마 밝힌 점에서 의미가 있다고 생각된다. 한편 단일 한방의료기관에서 비교적 단기간 모집된 환자군을 대상으로 한 점이나 다른 피부질환의 대조군을 가지지 못한 점 등은 추후 연구를 통해 보완되어야할 점으로 생각된다.

V. 결론

2014년 11월부터 2015년 6월까지 생기한의원 부산점에서 사마귀로 진단받은 환자 85명의 체지방률과 체질량지수를 산업통상자원부 국가기술표준원에서 조사한 6차 한국인 인체표준정보의 동일 연령대 평균치와 비교 연구한 결과 다음과 같은 결론을 얻었다.

1. 대상 환자군의 체지방률은 평균 26.95±8.280%로, 전체 57명의 남성 중 40명(70.2%), 전체 28명의 여성 중 15명(53.6%)가 '적정이상'에 해당하였다.
2. 대상 환자군의 체질량지수 평균은 24.22±4.266kg/m^2이였으며, 46명(54.1%)이 과체중 이상에 해당하였다.
3. 대상 환자군의 체지방률 평균은 한국인 인체표준정보의 동일 연령대 평균인 24.32±7.7%보다 2.63% 높았고(p=0.004), 체질량지수 평균은 한국인 인체표준정보의 동일 연령대 평균보다 2.81kg/m^2만큼 높았다(p=0.000). 이는 사마귀 환자군이 동일 연령대의 일반인보다 높은 비만 경향을 가지는 것을 의미하며, 사마귀와 비만이 모두 한의학적으로 濕, 痰의 阻滯를 기반으로 하기 때문으로 사료된다.

참고문헌

1. sizekorea.kats.go.kr
2. 박영선, 김종대. 일개 사업장 근로자들의 한방건강검진에서 체성분검사를 통한 체지방률과 복부비만 결과 분석. 대한한의학회지. 2008;29(3):113-23.
3. 황수관, 김남익, 최근식. 한국 성인에서 체지방 혈중지질 농도와 혈압간의 상관관계. 대한스포츠의학회지. 1997;15(2):423-31.
4. 전국 한의과대학 피부외과학 교재편찬위원회. 한의피부외과학. 부산:선우. 2007:423-4.
5. 노석선. 원색피부과학. 서울:아이비씨기획. 2006:247-51, 264-5.
6. 박지병. 전신성 사마귀 치험례. 소문학회지. 1999;5;47-8.
7. 정동환, 심상희, 최정화. 우목환자 치험 1례. 대한안이비인후피부과학회지. 2003;16(1):226-35.
8. 윤정원, 윤소원, 윤화정, 고우신. 편평우의 치험 1례 보고. 동의생리병리학회지. 2002;16(5);1070-4.
9. 윤영희, 최인화. 편평 사마귀 환자의 한방 치험 1례. 대한한의학회지. 2008;29(3);161-8.
10. 한방병리학 교재편찬위원회. 한방병리학. 서울:한의문화사. 2008:95.
11. 윤정민, 신상호, 윤화정, 고우신. 사마귀 클리닉 내원환자에 대한 통계적 고찰. 한방안이비인후피부과학회지. 2009;22(2):192-200
12. 문영균, 정우열, 신준혁, 김윤범, 남혜정, 김규석. 藿香正氣散加味方과 뜸 치료를 위주로 한 심상성 사마귀 치험 3례. 한방안이비인후피부과학회지. 2015;28(2):93-101.
13. 신상호 윤정민 허정은 고우신 윤화정. 냉동치료 경험이 있는 손과 발의 난치성 사마귀에 대한 한방치료의 효과. 한방안이비인후피부과학회지. 2015;28(2):33-44.
14. 이희영, 윤기현, 서부일, 박규열, 윤미정, 침지빈 외. 輕身降脂丸18의 분자생물학적인 비만조절 기전에 관한 연구. 대한본초학회지. 2011;26(1):65-74.
15. 김정연. 비만에 대한 동서의학적 고찰. 동의물리요법과학회지. 1993;3(1):299-314.

16. 김기수 등. 내분비질환의 진단과 치료. 서울:한국의학. 1999:356.
17. 대한일차의료학회. 비만학 이론과 실제. 서울:한국의학. 1996:9-10.
18. 대한비만학회. 임상비만학. 서울:고려의학. 1995;1-6.
19. 박연희, 이종순, 이양자. 한국선인의 연령에 따른 혈청지질 분포형태와 비만도 및 혈압과의 관계. 한국지질학회지. 1993;3(2):165-79.

지은이

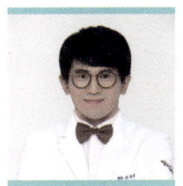
생기한의원 노원점 정대웅 원장

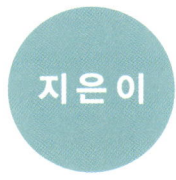
생기한의원 대구점 박건영 원장

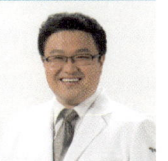
생기한의원 대전점 최진백 원장

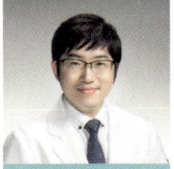
생기한의원 부산점 윤정제 원장

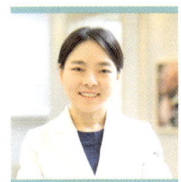
생기한의원 분당점 주지언 원장

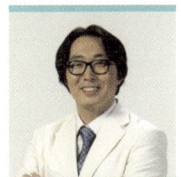
생기한의원 서초점 박치영 원장

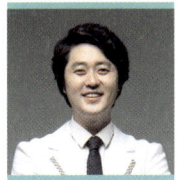
생기한의원 수원점 이재휘 원장

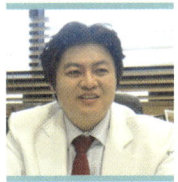
생기한의원 신도림점 신덕일 원장

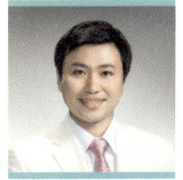
생기한의원 안양점 김의정 원장

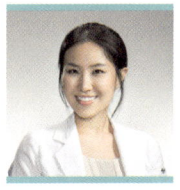
생기한의원 인천점 오은영 원장

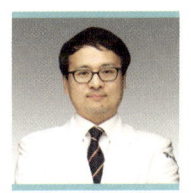
생기한의원 일산점 하영준 원장

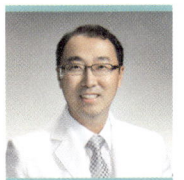
생기한의원 창원점 송성문 원장

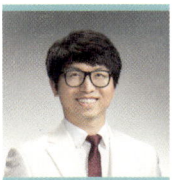
생기한의원 청주점 이신기 원장